경증치매 노인을 위한 그림책 독서치유
BOOK THERAPY

황인담 지음

Multi AD

프롤로그

　현대사회는 노령인구가 증가하는 추세이며, 우리나라도 고령화 사회에 진입하면서 이에 따라 치매노인도 빠르게 증가하고 있어 사회적 과제가 되고 있다.

　치매환자에 대한 고통은 환자 본인뿐만 아니라 가족에게도 무거운 짐이 되고 있다. 따라서 치매노인의 병증 진행 정도를 완화시키거나 치유를 위한 방안은 현대 사회의 주요한 관심사가 되고 있다. 이러한 사회적 문제에 대응하기 위하여 보건복지부에서는 치매 예방, 그리고 치매환자 보호와 지원, 치매 퇴치를 위한 연구 등에 대한 정책을 수립하여 치매로 인한 개인의 고통과 사회 부담을 줄이고 국민건강에 이바지 하고자 치매관리법을 제정(2011. 8. 4.)하였다.

　이에 따라, 치매조기 검진, 치매 친화적 환경 조성, 치매안심센터 운영, 치매 극복의 날 지정, 치매 파트너 사업, 치매 공공 후견제도 등으로, 치매환자들이 삶의 존엄성을 지키며 살아갈 수 있도록 노력하고 있으며, 특히 비약물 프로그램인 인지강화 프로그램을 운영하고 있다.

도서관은 예로부터 책으로 치유의 역할을 하고 있었으며, 기존의 독서치료는 아동, 청소년을 대상으로 한 예방적 독서요법에 치우쳐 있었지만 장년 노령층의 인지재활 프로그램 영역에 독서치유가 인지력의 문제로 시작되는 경증치매노인의 증상 완화와 치유에 효과가 있음을 소개하고자 한다. 아울러 경증치매노인을 치유하는 방법에 책을 중심축으로 하여 미술치료, 음악치료, 작업치료 등 다양한 치료와 함께 융합적으로 만들어 낼 수 있으며 실제적으로 독서치유의 방법과 절차에 따라 치유하는 프로그램을 만들어 실행하고 그 효과를 봄으로써 경증치매의 병증 지연에 독서치유 북테라피가 도움이 됨을 알리고자 한다.

또한 치매는 예방 가능한 질병으로(한국치매협회) 보고 있기에 북테라피로 고령화 사회의 치매 문제의 해결가능성을 제시하고자 한다. 이에 프로그램 참여가 가능한 경증치매노인을 대상으로 약물적 치료가 아닌 비약물적 치유인 그림책 탐색과 독후활동을 통한 독서치유 프로그램이 그들의 회상기억과 인지력 향상에 효과적인지를 살펴보았다. 또한 독서치유인 북테라피(Book Therapy) 프로그램 및 이러한 프로그램을 운영하기 위해 선행되어야 할 필수인력인 독서치유 활동가를 양성하여 그림책 독서치유 프로그램을 차시별로 운영하였다. 이러한 체계 구축으로 경증치매노인의 병증지연에 영향을 주었으며 이는 고령화 사회의 노인 서비스 기여에 마중물이 될 것이다.

목차

프롤로그 006

1장
책을 통한 경증치매 치유의 배경과 가능성

01 치매와 주요 비약물 치유법 012
02 비약물적 치유 독서요법 치유 016
03 경증치매노인의 독서치유 가능성 018

2장
경증치매노인을 위한 그림책을 통한 독서치유과정

01 독서치유를 위한 그림책 독서자료의 유형 026
02 독서치유 활동을 위한 보조자료 031
03 독서치유 활동을 위한 독후활동 033
04 독서치유 프로그램의 운영 방법과 과정 035

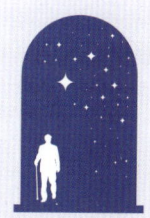

3장
경증치매노인을 위한 독서치유 북테라피 실제

01 회기별 북테라피 프로그램 운영 사례 048
02 경증치매노인을 위한 북테라피 운영결과와 효과 130

4장
치매노인 치유를 위한 국외 사례

01 일본 151
02 싱가포르 160

참고문헌 167

1장

책을 통한 경증치매 치유의 배경과 가능성

01 치매와 주요 비약물 치유법
02 비약물적 치유 독서요법 치유
03 경증치매노인의 독서치유 가능성

01
치매와 주요 비약물 치유법

　치매는 정상적으로 생활해 오던 사람에게 다양한 원인으로 인해 기억력을 비롯한 여러 가지 인지기능의 장애가 나타나, 일상생활을 혼자 하기 어려울 정도로 영향을 주는 상태를 말한다. 치매의 대표적인 초기 증상은 기억력 장애이며 언어, 판단력의 변화나 성격의 변화가 먼저 나타날 수도 있다.

　영국 치매협회(Alzheimer's Society)에 따르면 치매의 가장 흔한 증상은 기억력 저하이며 가장 먼저 나타나는 증상도 기억력 저하이며 언어나 판단력 등의 인지기능도 저하될 수 있고, 기분, 성격, 행동에도 영향을 준다. 하지만 매년 새로운 연구로 치매에 대한 새로운 사실들이 밝혀지면서, 도움을 받을 수 있는 방법도 점차 늘고 있다.

　치매가 있다고 해서 그 사람이 없어지는 것은 아니다. 주변의 누군가가 치매로 진단될 경우, 그 사람의 삶도 달라지고 모습도 달라질 수 있다. 평소 생활을 유지하는데 도움이 필요할 수도 있다. 그러나 그 사람 본연의 모습이 달라지거나 없어지는 것은 아니다. 속에 그 사람이 아직 남아 있다.(출처 : 중앙치매센터(2022))

치매 초기에는 새로운 것을 잘 기억하지 못하다가 서서히 오래된 것도 망각하게 된다. 지남력장애는 시간, 장소, 사람에 대한 인지력이 저하되어 시간에 대한 장애가 나타나 날짜 관념이 흐려지고, 점차 진행되면 계절과 밤낮을 구분하지 못하게 된다. 그리고 장소에 대한 장애는 길을 잃는 일이 생기며 시공간 인지력 저하로 방향감각이 떨어지게 된다. 말기에는 지남력이 손상되어 자녀, 배우자, 가까운 사람도 알아보지 못하게 된다.

또 인지력 장애인 언어장애는 말을 표현하는 능력이나 이해력이 점차 감퇴되는 것으로 초기에는 적절한 단어를 떠올리지 못해 말문이 막히는 정도의 증상을 보이다가 말기에는 표현력을 상실하기도 한다. 그리고 주의 계산력 저하는 돈을 계산하는 능력이나 수의 개념이 상실되며, 이해 판단력은 일상 생활 속의 수행 작업에 대한 판단이 흐려지는 것이다.

또한 인지 장애와 함께 우울증이 가장 먼저 나타나며 자아존중감이 낮아지고 대인관계는 나빠지게 된다. 초기 치매환자의 경우 자신의 지적 능력이 점차 저하되고 있는 것을 스스로 인식하게 되면서 우울증을 겪게 되기도 한다. 대인관계에 지장은 타인에게 화를 낸다거나 공격적 행동을 하는 경우가 많아지고, 평소에 사용하지 않던 거친 말투를 사용하며 소리를 지르기도 한다. 또한 활동적인 사람이 의기소침해지거나, 불평, 불만이 많아지고 삶의 의욕을 상실할 정도로 고독감에 쉽게 빠진다.

치매의 치료법은 약물 치료와 비약물 치료인데, 체계적인 돌봄과 약물 치료의 보완책인 비약물 치료를 할 수 있다. 비약물 치료는 치매증상을 완화하고, 삶의 질을 향상하기 위하여 정신요법이나 심리사회적 접근으로 시도되었다. 미국 알츠하이머병 관리를 위한 국가 계획(National Plan to Address Alzheimer's disease)의 개정판을 보면, 증상의 중증화를 지연시키는 비약물 치료 전략의 발굴 및 평가에 대한 내용이 포함되어 있고, 영국의 왕립 정신의학회(Royal College of Psychiatrists)에서도 치매환자의 치료를 위해 비약물적 치료를 우선 권고하며 중요성을 강조하였다. 치매의 주요 치료법은 현실감각훈련(Reality Orientation)으로 지남력에 대한 대답을 유도하여 지남력장애를 지연시키고, 길을 잃지 않고 장소를 이동하도록 훈련한다. 인지훈련 및 재훈련(Cognitive Retraining)은 기억력, 집중력, 시공간 능력과 언어력, 판단력 등 인지 기능의 여러 영역이 저하되므로 각각의 영역에 대해 훈련하는 것이다. 정서중심 접근법(Emotion-Oriented Approaches)은 치매환자의 정서적 및 사회적 기능, 삶의 질 향상에 목적을 둔 것으로 인정요법과 지지요법, 감각통합, 현실감각훈련, 회상요법 등이 포함된다. 자극중심 접근법

(Stimulation-Oriented Approaches)은 치매로 인한 정신행동 증상 문제의 감소를 목적으로 감정 및 행동 증상의 경감과 인지 능력 및 인지 기능 향상에 효과가 있다. 행동중심 접근법은 행동이나 반응이 자극에 의해 영향을 받고, 행동에 대한 긍정적 강화, 일상생활 활동과 관련된 습관적인 학습 훈련이다.

02
비약물적 치유
독서요법 치유

  Webster's Third New International Dictionary는 "독서요법이란 정신의학과 심리학 분야에서 치료의 보조수단으로 읽기 자료를 선정하고, 지시받은 대로 독서자료를 읽음으로써 개인적인 문제를 해결하도록 안내하며, 적응을 잘 못하는 사람들을 사회에 복귀시키기 위한 치료이고, 사회적인 긴장을 없애기 위한 활동이다"라고 정의하고 있다.

  독서요법은 자기계발 목적이나 질환의 증상에 적합한 책을 선택하여 읽도록 하고, 그 결과에 대해 토의나 대화를 통해 의견을 교환함으로써 개인의 성장이나 재활을 용이하도록 돕는 것이라고 했다(박준식, 2007, p.42). 교육적, 치료적 사회적 가치가 있으며 정신병 환자 등 다방면에 걸쳐 활용되고 있으며 특히 치료적 가치는 인간의 인성치료와 심성개발에 큰 역할을 하며 타인의 입장에서 자신을 봄으로써 사회적 감각을 기르며 타인의 요구나 고통 등을 인식하고 독서 자료로 인간관계를 해석하는 등으로 사회적 가치를 준다고 했다(변우열, 1996, pp.137-151). 또한 독서요법은 정신적 문제를 가지고 있는 환자의 치료를 목적으로 환자에게 약을 처방하듯 지정된 도서를 처방함으로써 환자의 감정과 행동을 변화시켜 치료를 도와주는 보조 요법이며 처방된 독서 자료에 의하여 정신건강관리 및 신경증의 치료를 돕는 보조 요법이라고 하였다(Bryan, 1939, p.773).

위에서 언급한 것과 같이 독서요법의 개념은 내담자가 직접적이든 간접적이든 책을 접함으로써 심리적 안정을 도모한다고 할 수 있다. 오늘날 치료방법적인 독서요법의 종류와 범주는 시치료, 이야기치료, 문학치료, 영화치료, 글쓰기치료, 드라마치료, 연극치료, 음악치료, 미술치료, 놀이치료, 역할극치료, 춤치료, 향기치료, 색채치료, 원예치료 등 다양하다. 그러므로 오늘날 독서요법이란 모든 사람을 대상으로 상황에 맞는 주제 중심의 독서 자료를 선정하여 비도서 자료인 미술, 음악, 놀이, 영화, 연극 등의 2차 자료를 접목하여 내담자가 자가 치유되도록 하거나 독서상담 전문가가 내담자를 상담심리학적으로 치유하는 방법이라할 수 있다. 그리고 도서를 기본자료로 하고 비도서자료를 매개로 하면서 점차적으로 통합적인 치유 형태로 발전하고 있다고 볼 수 있다.

03
경증치매노인의 독서치유 가능성

치매노인의 인지력과 우울증을 개선하기 위한 정서적 치료는 간단한 물건 만들기, 원예, 독서, 그림 그리기, 노래 부르기 등의 다양한 형태의 작업요법이나 레크리에이션 등이 있다. 이것을 환자의 수준에 맞게 적절히 시행하면 환자의 남아 있는 능력을 활성화시켜주어 정서적인 안정에 도움을 줄 수 있다.

또한 완치는 힘들다고 하더라도 증상을 개선시킬 수 있는 이러한 정서적 행위나 환경, 가족의 관심 등 비약물적 치료는 치매환자의 심리적 고통을 덜어주는 효과가 있다. 한국치매협회에 따르면 혈관성 치매의 경우 증세가 심하지 않은 초기에 적극적인 치료를 시작할 경우 상당한 정도로 병의 진행을 차단하는 것이 가능하며, 경우에 따라서는 시간 경과에 따라 회복되는 양상을 보이기도 한다.

일부 일시적 장애가 온 신경들은 다른 부분들이 좋아지면 회복되는 경우가 많다고 한다. 그럴 때 환자들은 치매의 정도가 훨씬 좋아지는 모습을 보인다고 한다.

신경심리학에서 대뇌의 변연계(Limbic System)는 감성과 이성에 관여하여 사람에게 정서적인 반응을 불러일으킨다고 한다. 대뇌의 한 부분에 손상을 입어 언어 장애가 온 사람이라도 노래 가사를 부를 수 있는 경우 손상되지 않은 다른 부분이 활성화되어 손상된 부분의 역할을 대체한다고 한다. 특히 해마, 측두엽, 전두엽은 기억을 관장하므로 지속적인 읽기, 듣기, 동작을 하면 뇌 기능이 향상된다고 한다. 이러한 정서적 치료의 한 방법으로 책을 통한 지속적인 독서요법 작업은 치매노인의 손상된 대뇌 부분의 기능을 활성화 시키는데 큰 도움이 된다. 치매를 예방하기 위해서는 적극적이고 창조적이며 긍정적인 활동을 해야 하며 수동적으로 앉아 드라마를 보는 것보다는 책을 읽는 것이 도움이 된다고 한다.

특히 독서요법은 서구에서 19세기 후반부터 예방적 차원으로도 활용되어 왔으며 경미한 우울증을 겪고 있는 성인, 노인 등 모든 연령의 사람들에게 통찰력, 자아실현, 사회적응능력 등을 돕는 정신적 문제 해결 방법으로 적용범위를 넓혀 오고 있다.

치매노인을 위한 독서요법 치유에는 정신분석적 치료, 인지치료, 인간중심치료 등을 적용할 수 있다. 또한 인간의 구체적인 행동에 중점을 두어 칭찬, 승인, 지지 등의 강화를 주거나 내담자와

유사한 역할 모델을 제공하는 모델링, 실제 행동을 하는 역할 수행 연습, 이완 훈련 등을 하는 행동주의치료를 적용할 수 있다.

정신분석적 치료법은 인간이 어렸을 때 형성된 무의식적 갈등을 자유연상이나 꿈 해석 등의 기법을 통해 의식화함으로써 내담자로 하여금 자신에 대한 통찰을 얻도록 하는 과정이라고 했다(이장호, 2000, p.40). 이러한 정신분석적 치료는 치매노인이 독서 자료를 읽으면서 동일시가 일어나 등장인물 중 누군가를 싫어하거나 좋아하기도 하고 등장인물의 행동을 보며 통찰력을 가지게 된다. 또한 등장인물의 감정, 사고, 성격, 태도를 보고 카타르시스를 일으켜 눈물을 흘리기도 하고 과거 불안정했던 사건의 원인을 제거하는 문제해결 능력까지 키워준다. 그러므로 책을 읽은 후 나타나는 동일시, 카타르시스, 통찰과 같은 감정표출은 치매노인에게 독서요법적인 효과가 크다고 볼 수 있다.

또 다른 방법은 인본주의 치료법으로 Rogers에 의하면 인간은 자기를 이해할 수 있는 배려와 자아개념과 기본적 태도를 변경시킬 수 있는 방대한 자원을 갖고 있다. 상담자의 역할은 진솔하고도 수용적인 자세로 내담자를 존중하며 경청하는 것이다. 이러한 방법을 치매노인과의 독서요법 프로그램 활동 상황에 적용하여 노인이 감정을 자유롭게 표현할 수 있도록 존중하고 부정적인 감정과 사고까지도 공감하는 과정에서 치매노인의 부정적인 사고를 긍정적으로 변화시킬 수 있다.

인지치료[1](Beck, 1976, p.21)기법은 인간이 자신이나 주변 환경과 미래에 대한 부정적이고 비관적인 생각이 우울증을 유발할 수 있으므로 이것을 교정하여 현재 가지고 있거나 미래에 예상되는 혼란 및 장애를 극복하는 것을 목적으로 한다. 이는 치매노인이 가진 부정적 자아개념과 역기능적 태도를 독서요법과정 중 발문을 통해 적용하면 치매노인 자신의 부정적 사고가 긍정적으로 바뀌게 되고 건전한 삶을 회복하기도 한다.

그러므로 치매노인에게 독서치유 프로그램을 적용하여 노인 심리에 내재되어 있는 정신적 갈등과 우울정서를 독서 자료를 통해 표출하고 해소시킴으로써 노후생활을 보다 건강하게 영위할 수 있다.

또한 독서 자료를 통한 회상기억은 치매노인의 아름다운 기억을 재생시키고 긍정적인 삶을 유도하여 치매와 더불어 나타나는 우울증을 감소시킬 수 있다.

아울러 치매로 인하여 위축되었던 자아존중감은 향상되며 정서적으로 안정되어 성격변화에도 도움을 준다. 이러한 독서치유

---

[1] Beck의 이론으로 인간은 자기를 보호하고 사아를 실현하는 성향성을 가시고 있으면서 동시에 스스로를 파괴하고, 자기를 비난하고, 회피하려는 경향성도 가지고 있다. 그러나 인간은 자신의 인지, 정서, 행동의 과정을 스스로 바꿀 수 있는 능력과 정서적 혼란을 완충시키며, 편안한 여생을 스스로 가꾸려는 존재라는 것이다. 즉, 인지적 심리치료는 인간의 부정적 사고 과정을 변화시킴으로써 정서적 행동적 장애를 없애는 치료법이다.

효과는 대인관계의 호전으로 이어질 수 있다. 그러므로 독서치유를 치매노인의 병증지연을 위한 효과적인 방법이라 할 수 있다.

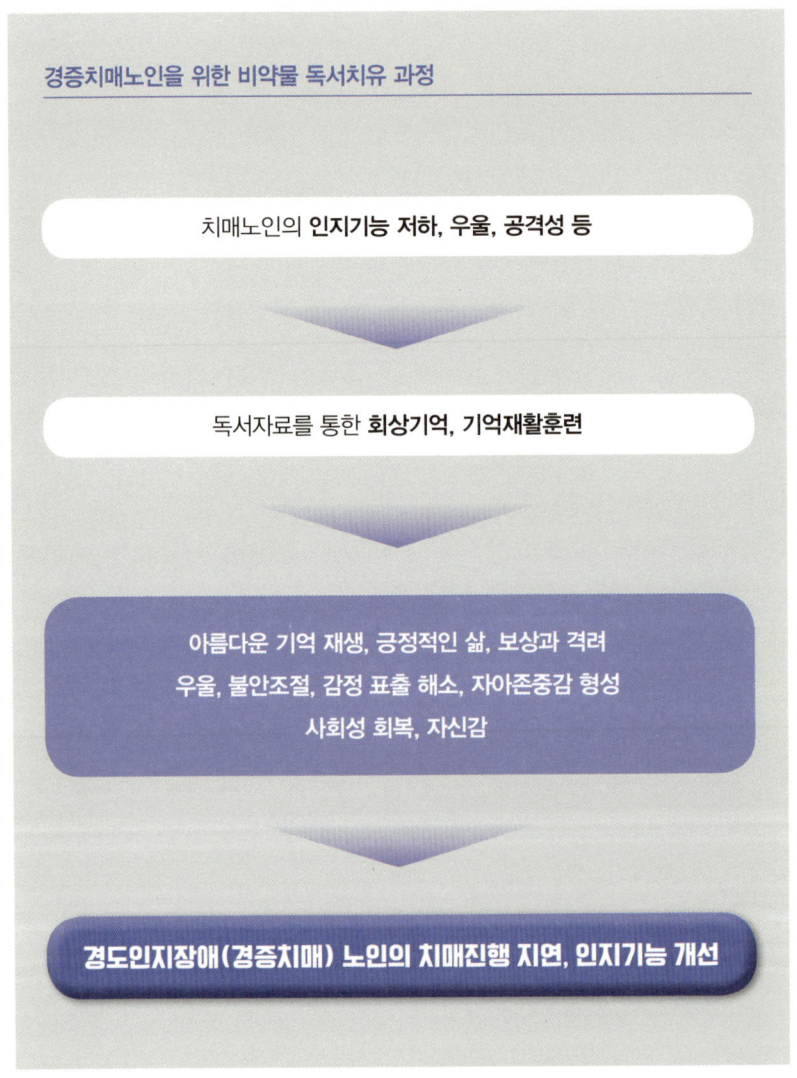

2장

경증치매노인을 위한 그림책을 통한 독서치유과정

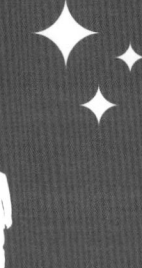

01 독서치유를 위한 그림책 독서자료의 유형

02 독서치유 활동을 위한 보조자료

03 독서치유 활동을 위한 독후활동

04 독서치유 프로그램의 운영 방법과 과정

01
독서치유를 위한
그림책 독서자료의 유형

　독서자료는 독서요법에 있어서 촉매 역할을 하는 것으로 사람과 사람을 연결해주고 문제와 사람을 이어주며, 지도자와 대상자를 연결해주는 역할을 한다(변우열, 2009, p.721). 그러므로 독서요법을 실시하기 위해서는 증상에 적합하고 효과를 기대할 수 있는 자료를 선정하는 것이 무엇보다 중요하다.
　치매노인을 위한 그림책 도서 선택은 내용적인 측면과 형식적인 측면으로 나눌 수 있다. 먼저 내용면에서는 치매의 특성상 치료주제에 맞아야 하며 노인이 이해하기 쉬운 책이어야 한다. 즉 치매노인의 특성인 기억력 향상, 언어 구사 능력, 이해판단력, 주의계산력 등의 인지력을 향상시킬 수 있는 도서이어야 한다. 또한 치매의 장기 기억 속에 남아있는 잘 알고 있는 내용이 담긴 자료와 회상기억에 도움이 되는 경험한 이야기를 담고 있는 도서와 부정적인 정서를 변화시킬 수 있는 긍정적인 도서 자료를 선택해야 한다.

또한 치매와 동반하여 나타나는 우울증을 극복하거나 자아존중감과 대인관계 개선에 기여할 수 있는 독서자료를 선택하여야 한다. 무엇보다 치매노인의 상황에 잘 맞는 책은 주인공을 통해 자신의 과거 모습을 발견하고 서로의 이야기를 통해 깊이 이해하게 되며 대인관계에서 협동과 신뢰가 형성된다. 책 중의 인물이나 대상을 보고 자신의 지나온 과거와 해결하지 못한 문제점이나 관심 분야, 욕구 등과 일치하면 현재의 상황에서 자발적으로 이야기를 쏟아놓게 된다. 이러한 상호작용을 통해 인지력의 향상과 정서적 안정의 효과를 얻을 수 있다.

특히 대부분의 노인들은 일상적인 삶에 적응하고자 자신의 삶을 되돌아보는 것에 관심을 가지고 있으며, 만성질환을 가진 노인들은 아주 무기력하고 의기소침하므로 기본적인 자극이나 상호 작용만 가능해도 성공적이라 할 수 있다(변우열, 2009, p.731).

형식적인 측면에서는 노인의 시력을 고려하여 글씨가 크고 선명하여야 하며 정서적인 측면으로 그림은 안정감을 주며 색상은 따뜻하고 밝은색이 좋으며 아동용 책이라는 거부감을 불식시키기 위해 사실적인 그림을 담고 있으면 좋고 크기는 큰 책을 선택하면 좋다.

치매노인을 위한 독서요법 자료로는 옛이야기를 중심으로 민담, 신화, 전설, 우화, 동요 등의 내용을 담고 있는 주자료인 그림책 종류와 독후 활동으로 진행하는 만들기, 그리기, 붙이기, 노래, 연극, 놀이 등에서 사용할 수 있는 보조자료인 비도서 자료로 구분할 수 있다. 이들 도서에 대해서 살펴보면 다음과 같다.

독서치유용 도서는 그림책을 중심으로 선정하였는데 치매노인들이 과거를 회상할 수 있는 옛이야기나 풍속, 문화를 담고 있는 책이나 일상생활과 친근하거나 가족과의 관계를 다룬 그림책을 선정하였다. 그리고 에릭슨의 발달심리학의 8단계인 노년기에 자아 통합을 이룰 수 있도록 비관적인 내용보다는 긍정적인 삶의 주제를 담고 있거나 바람직한 인생의 의미를 포함하고 있는 우화를 선택하였다. 또한 노인이 인생을 뒤돌아보았을 때 자기 만족감을 느끼거나 자식을 훌륭히 키워낸 이야기 등 보람 있는 인생을 담고 있는 내용의 도서를 선정하였다.

그림책은 글과 그림이 상호 보완적으로 구성되어 노인들의 인지력을 자극할 수 있기 때문에 치매노인의 특성에 적합한 것으로 판단된다. 또한 치매노인의 특성상 무기력하고 귀찮아하기 때문에 선명한 색상과 큰 글씨체는 쉽게 다가갈 수 있다. 그러므로 치매노인의 상황에 맞는 주제를 담고 있는 그림책을 치매노인에게 적용하면 빠른 시간 내에 치료 효과를 높일 수 있다. 그림책은 과거 유아나 아동을 대상으로 한 도서로 인식되었으나 오늘날의 그림책은 어떤 내용일지라도 읽는 대상의 관점에 따라 달라진다.

『너는 특별하단다』는 그림책이지만 존재의 귀중함을 일깨워주는 내용이 추상적이어서 해석의 다양함을 제공하기 때문에 그림책이라는 자료의 형태와 수준에 관계없이 또 다른 대상이 읽어도 좋은 반응을 얻는다고 했다(권은경, 2007, p.159). 그러므로 그림책은 유아가 읽으면 유아에게 적합한 도서이고 아동과 청소년이 읽으면 그들의 눈높이에 맞는 책이며 어른이 보면 어른에게 맞는 책이 되고 치매노인이 보면 치유용 책이 된다.

무엇보다 한지, 떡, 바느질 도구, 김치 항아리, 농기구, 쪽빛 물감 등 생활 속의 소재를 담은 이야기와 세시풍속, 전통놀이, 명절 등의 우리문화 이야기와 노인의 주변이야기와 살아온 시대, 가족이야기에 이르기까지를 다루고 있는 그림책은 치매노인에게 적합한 도서라 할 수 있다. 이러한 그림책은 치매노인의 과거 경험과 연결되어 장기 기억에 강한 의존성을 보이는 치매노인에게 적합한 도서라고 할 수 있다.

그림책 중 옛이야기 그림책은 치매노인에게 가장 적절하게 사용할 수 있는 자료이다. 옛이야기에는 인간의 삶과 함께한 사람이 성장하면서 어렸을 때의 경험한 이야기와 어른들로부터 들은 수많은 이야기들이 담겨 있다. 또한 조상들의 이야기와 우리민족의 역사가 치매노인 개인의 역사와 함께 녹아 있다. 이러한 옛이야기는 치매노인의 기억력 회복과 함께 자존감을 높여주기도 한다. 옛이야기는 치매노인 자신의 삶과 이웃의 삶을 다른 시각에서 볼 수 있도록 안내하는 매체이며 독서요법과 직·간접적으로 밀접한 관련을 맺고 있으며 자신의 심리·정서적인 상태를 객관적으로 들여다볼 수 있다. 또한 여러 채록자들이 다양한 곳에서 옛이야기를 수집하고 기록을 했기 때문에 줄거리는 비슷하지만 등장인물과 배경은 각각 다른 특징을 가지고 있다. 노인들이 책을 읽다가 이러한 다른 지역적 특색이 노인들이 잘 알고 있는 그들이 살았던 배경과 장소와 일치하면 그때의 시대적 배경과 역사적 배경, 그리고 그 시대를 살다간 사람들에 대해서까지도 상세하게 이야기를 쏟아 놓는다.

또 다른 장르인 전설은 자연물, 생물, 무생물의 기원에 관한 이야기 또는 역사적인 인물이나 사건에 관한 이야기이다. 특히 민족적 정서와 고유의 풍속, 전통생활의 모습, 지명 등의 유래를 찾아볼 수 있는 이야기들이 많다. 구체적인 연대, 장소, 주인공 등에 얽힌 이야기를 치매노인들이 잘 알고 있는 지역과 내용인 경우에 노인들은 전설에 얽힌 또 다른 많은 이야기를 쏟아냄으로써 인지력과 자아 존중감이 높아져 독서요법의 효과가 극대화됨을 알 수 있다. 또한 우화는 비유, 풍자, 상징 등의 기법을 사용하고 있어 노인들의 행동관찰을 할 수 있고 우울감소에 효과가 있으며 12간지, 계절, 수치 등의 내용을 담고 있는 그림책은 치매노인의 시간에 대한 지남력과 인지력 중 주의계산력 향상에 도움을 줄 수 있다.

02 독서치유 활동을 위한 보조자료

　책을 읽어준 뒤 책 속에서 나왔던 여러 등장인물이나 동물, 사물들을 재연하기 위해 실물견본, 미술도구, 놀이기구, 노래, 연극 등으로 추후 활동을 하는데 이는 치매노인을 위한 독서치유에 유용한 자료이다. 그리기, 만들기, 붙이기, 오리기 등의 그림 자료, 역할극을 위한 가면, 모자, 안경, 옷 등의 분장 도구, 고무줄, 공기 돌, 콩, 풍선 등의 놀이 도구, 하모니카, 가야금, 장구 등의 악기등과 회상기억을 위해 책에 나온 생활용품들을 똑같이 준비하여 노인들이 과거 사용했던 물품들을 활용할 수 있게 한다. 또는 고전이야기 등은 노인들이 한눈에 볼 수 있도록 미술용지에 그림을 직접 크게 그려서 책에 대한 이야기는 노인들이 꾸며 나가게 하거나 책 속에 등장하는 인물을 인형으로 크게 만들어 노인들과 어울리게 하면 책에 대한 친밀도는 높아진다. 그 외에도 시청각 자료를 이용하거나 여러 가지 비도서 자료를 활용하여 추후 활동자료로 사용한다.

  특히 전래동요는 노인들이 어릴 때 즐겨 불렀던 동요이므로 쉽게 동화되며 율동과 함께 부르면 과거 경험한 노래이므로 흡수력이 빠르다. 노인의 특성상 긍정적인 감정으로 몰아가면 흥이 살아나므로 독후활동으로 책과 연관된 동요를 함께 부르면 적극적인 독서요법 부교재가 될 수 있다. 이것을 한(恨)과 인내 그리고 흥의 민족성을 지닌 노인들에게 적용하면 생동감이 살아나며 노인들의 장기 기억의 재인과 함께 적극적인 변화를 보인다. 독서치유가 진행되는 동안 추후 활동 등을 통하여 옆 사람과 의사소통이 이루어져 소극적인 대인관계가 적극적으로 바뀐다. 이러한 다양한 활동과 구체적이고도 동적인 작업은 문제 해결 능력과 통찰력을 키워 주며 치매노인의 감정과 인지능력을 향상시켜 치매노인의 기능회복에 도움을 준다.

03
독서치유 활동을 위한 독후활동

독후활동으로는 그림책을 기본 자료로 하고 도서와 관련된 노래, 동작, 만들기, 놀이, 미술 등의 활동을 하였다. 특히 책을 먼저 읽어 준 뒤에 추후 활동으로 연결하면 독서치유 프로그램 효과는 배가 된다.

책을 읽은 후 노인들이 가지고 있던 역기능적 사고, 태도, 언어, 생활습관을 변화시키기 위해서 적용하는 편지쓰기, 그림 그리기, 만들기, 역할놀이 등은 독서치유 효과를 높이는 추후 활동이다. 또한 노인이 좋아하는 민요나 봉숭아, 오빠생각 등의 노래나 전래동요를 책 속의 내용과 연결하여 부르며 옛 기억을 회상시키면 노인들은 프로그램이 끝나고도 여운이 남는지 부르던 노래를 계속 흥얼거린다. 또 다른 독후활동으로 심청전, 흥부전 등을 연극으로 구성하여 치매노인과 함께 하거나 역할극을 해보는 놀이가 있다.

노인 자신이 주인공이 되어 직접 참여하는 역할극이나 심리극으로 수동적인 듣기에서 자발적으로 참여하여 행동하는 독서치유이다. 치매노인 자신이 직접 참여해 봄으로써 듣거나 보는 것보다 감정이입이 훨씬 빠르고 치매의 특성인 인지력과 우울, 자아존중감, 대인관계 어려움 등 치료효과를 증대시킬 수 있다. 이러한 추후 활동은 그림 그리기나 만들기 놀이 등을 통하여 책 속의 정적인 내용들을 밖으로 표출하는 동적인 행동으로 연결하여 인지력 향상과 우울증 치료를 극대화 한다.

종합하여 보면 치매노인을 위한 그림책 독서 자료를 선정하기 위해서는 치매의 특성과 치매노인의 상황에 알맞은 주제 자료가 우선적으로 고려되어야 하며 노인의 신체적인 상황을 전제할 때 글과 그림으로 간결하게 구성된 그램책이 적합하다고 할 수 있다. 또한 추후 활동자료로는 선정도서의 내용과 연관된 다양한 비도서 자료를 활용할 수 있는데 만들기, 그리기 등에 필요한 미술자료와 노래, 율동에 필요한 악기들의 음악자료와 역할극 등에 필요한 연극자료를 활용할 수 있다. 즉, 보조자료는 도서와 관련된 자료이면 무엇이든 어떤 것이든지 가능하다고 할 수 있다.

04 독서치유 프로그램의 운영 방법과 과정

경증치매노인 치유를 위한 독서치유사는 자격 기준을 갖추어야 하고[1] 독서치유사 양성과정을 통해 전문적인 소양을 쌓아야 하며, 독서치유사 자격을 취득하기 위해서는 일정시간의 교육과정을 이수하고 일정한 조건을 충족하는 사람으로 구성하였다.[2]

프로그램에 대한 치매노인들의 구체적인 관찰을 위해 독서치유사들이 25회기 동안 변화 과정을 기록하였다. 기록은 관찰자

---

[1] 독서치유사 자격과정 대상은 문헌정보학, 심리학, 노인학 전공자나 봉사시간이 100시간 이상인 자, 도서관이나 시설에서 1년 이상 근무한 자로 한정하고 자격취득 후 노인시설 등에서 지역사회를 위해 1년간 봉사할 수 있다는 서약서를 작성하여야만 등록을 할 수 있다.

[2] 자격검정 시험에 응시하기 위해서는 80%의 출석률과 78시간의 이론수업, 7개월의 임상실습을 거친 교육생만이 자격시험에 응시할 수 있으며, 자격취득 후 노인시설에서 1년 이상의 독서치유 봉사활동과 월 1회의 보수교육에 참여하여야 한다.

경중치매노인을 위한 비약물 독서치유의 북테라피 적용 과정

문제정의

경중치매노인의
인지기능은 낮다 / 우울정도는 높다 / 사회성은 낮다

⬇

매개자료

옛이야기 그림책 / 신화 그림책 / 민담 그림책
운문 그림책 / 정보 그림책
부자료 노래 / 연극 / 향기 / 놀이 / 그리기 / 춤 / 만들기

⬇

치료기법

정신분석적 치료 / 인지치료 / 인간중심적 치료
게스탈트 집단치료 / 회상기억치료

⬇

독서치유 북테라피 효과

경중치매노인의
인지기능 높아짐 / 우울정도 낮아짐 / 사회성 높아짐

독서치유 활동가(북테라피스트)

의 단점인 독서치유사의 주관적 관찰을 배제하기 위해서 치매노인의 행동 중심으로 기록하고 회기 종결 후 과정에 대한 정리를 했다.

대상은 주간보호센터와 노인요양원 시설을 통하여 경도인지장애를 가진 경증치매노인으로 인지력과 하위영역, 우울 정도, 감정 균형상태, 자아존중감, 대인관계 척도를 사전에 진단하고 독서치유 프로그램을 25회기 실시한 후에 사후 검사를 통하여 독서치유 효과를 검증하였다. 질적 연구를 위하여 상담심리학의 행동주의적 관찰법인 참여관찰법을 사용하였다. 이 관찰법은 독서치유사(북테라피스트)가 6개월 동안 노인과의 신뢰도와 친밀도를 쌓아가며 25회기 동안 관찰일지를 작성하여 사전 사후로 분석하였다.

치매노인의 독서치유를 위한 방법은 심리학의 정신 역동적 치료, 인지치료, 인간중심적 치료법, 게스탈트 집단치료법, 회상기억법 등의 기법으로 접근하였다.

독서치유용 도서는 한국도서관협회에서 발간한 상황별 도서목록을 활용하거나 주제별 그림책인 옛날이야기, 신화, 민담, 전래동요 등에서 치료주제에 따라 선정하여 사용하고 노인이 좋아하는 민요, 놀이, 미술, 역할극 등을 부 자료로 활용하기 위하여 교안과 교구를 제작하여 활용하였다.

독서치유 프로그램 안을 기본으로 프로그램 실행 처치 단계는 라포형성기, 초기, 중기, 종결기로 25회기를 구성하였다. 초기에는 치매노인과 독서치유사와의 신뢰도를 형성하기 위해 라포형성에 중점을 두었고 중기와 종결기에는 책을 통한 프로그램을 진행하였다. 25회기 동안 독서치유 프로그램을 끝낸 종결기에는 사후 검사를 실시하여 사전검사의 결과와 비교하여 독서치유적인 효과를 분석하였다.

독서치유 처치의 준비단계에는 팀별로 주제에 맞는 도서를 선정한 후 독서치유사들이 예비모임을 가졌다. 선정된 도서에 대한 발문과 교안을 작성하고 역할놀이[3], 스토리텔링 등 추후 활동에 대한 모의실험을 하였고 치매노인의 돌출 행동에 대한 방어 등 예비 실습을 하였다.

실제적인 한 회기의 준비단계를 살펴보면 프로그램의 도입 5분간은 오늘은 며칠, 무슨 요일, 장소를 지속적으로 질문하여 치매노인의 특징인 기억력을 향상시키며 건강 체조 등으로 치매노인과의 라포형성에 들어갔다. 한 팀당 14명으로 구성한 치료사들은 2조로 나누어 조당 7명으로 구성해 1명은 주진행자가 되고 나머지 6명은 보조진행자가 되어 2~3명의 노인을 대상으로 면 대 면으로 프로그램을 진행했다.

---

[3] 게스탈트 심리치료의 한 방법으로 연극으로 등장인물의 역할을 해봄으로써 자신의 내적 갈등을 해소한다.

프로그램을 적용하여 처치하는 활동상황에서는 주진행자는 책을 큰소리로 읽어주고 주진행자의 지시에 따라 보조진행자는 각자 맡은 노인들과 책을 읽어나가면서 책 속 등장인물과 시대적 배경을 보면서 노인이 많은 이야기를 하도록 유도하였다.

노인 상담심리학에서는 회상요법을 보편적으로 많이 사용하였는데 Rentz(1995, p.15~20)는 회상기억법을 치매노인 3명에게 실시한 결과 인지적 향상을 도모할 수 있었고 이러한 결과는 치매노인의 기억력 손상을 예방하고 자기통합성을 유지시키기에 회상기억법이 치매노인에게 유용하다고 강조하였다.

이러한 회상요법을 프로그램 진행 과정에 적용하였는데 책 속에는 치매노인이 살았던 과거시절 추억의 물건이 있기도 하고 1930~40년대의 놀이 문화가 실려 있기도 하다. 이러한 책의 내용에 회상요법을 적용하면 치매 노인들은 추억을 되살려 기억을 향상시키고 심리적으로 안정된 모습을 보였다. 이는 불안해하고 난동을 부리던 치매노인도 아름답고 행복했던 과거 속에서 안정을 찾아가며 온화한 표정을 보이기도 했다. 이러한 회상기억법을 통하여 자신감을 찾아가며 자아존중감이 향상되기도 했다.

처치의 방법 중 발문은 독서치유 발문 유형 중 Doll, Doll 그리고 Hynes, Hynes Berry의 발문법을 사용하였다. Hynes, Hynes Berry의 발문법은 인식, 고찰, 병치, 자기 적용법으로 어떤 장면이 가장 인상적인지, 등장인물은 왜 그렇게 했는지와 또 다른 방법은 무엇인지를 노인에게 발문한다. 문제 해결의 방법으로 등장인물 중 어떤 인물과 가장 닮았는지와, 등장인물들이 보다 나은 삶을 살기 위해서 무엇을 어떻게 해야 하는지의 발문 등이 있다. 또한 Doll, Doll은 정신분석적 발문으로 동일시, 카타르시스, 통찰로 책 속에 등장하는 인물들에 대한 동일시 및 통찰로써 책 속 주인공이 나라면 어떻게 할 것인지 주인공에게 한마디 한다면 만일 책 속 상황과 같다면 나는 어떻게 할까 등의 발문을 했다.

책읽기가 끝난 후 추후 활동으로 만들기, 그림 그리기, 율동, 동작, 노래 등을 함으로써 독서치유 프로그램이 자연스럽게 연결되도록 하였다.

마지막에는 오늘 한 책 이야기를 한 번 더 이야기하고 인지력 향상을 위하여 오늘의 날짜, 요일, 장소를 한 번 더 묻고 노래와 율동과 건강 체조로 마무리 하고 다음 차시를 예고한다.

수업이 끝난 후에는 독서치유사들이 모여 수업 중의 장단점과 노인의 반응에 대한 평가 단계를 반드시 거치고 치료관찰 일지를 개인별로 작성하였다. 이러한 독서치유 프로그램의 준비와 처치과정에서 독서치유사는 책 속에서 등장인물들을 만나고 치매노인의 감정을 함께 느끼며 노인 자신이 스스로 치료하도록 돕는 안내자의 역할을 한다.

독서치유 북테라피 그림책

연번	도서명	저자	출판사항	독서치유 효과
	내용			
1	강아지똥	권정생	길벗어린이 1996	자존감/언어기능
	아무도 거들떠보지 않는 세상에서 버림받은 강아지똥이, 거름이 되어 민들레꽃을 피우는 소중한 존재로 표현된다.			
2	겁쟁이 빌리	앤터니 브라운	비룡소 2006	우울/자아존중감
	항상 걱정 많은 빌리는 구름, 비, 새 등 많은 것들을 걱정을 한다. 이를 본 할머니가 걱정인형을 만들어 빌리의 걱정을 인형에게 떠넘김으로써 걱정을 해소한다.			
3	그림 그리는 아이 김홍도	정하섭	보림 1997	지남력(시간)/주의계산력 자아존중감/우울
	글공부 보다 놀기를 좋아하고 유독 그림을 좋아했던 했던 김홍도. 그는 아버지의 반대에도 불구하고 어머니와 외삼촌의 도움으로 훌륭한 화가가 된다.			
4	내 귀는 짝짝이	히도 반 헤네흐텐	웅진주니어 1999	대인관계/우울 자존감
	세상에는 다양한 토끼가 있다. 통통한 토끼, 홀쭉한 토끼, 키가 큰 토끼, 키 작은 토끼. 노년이 되어서 신체적으로 병이 들거나 휠체어에 앉은 모습이 다양한 토끼처럼 장애가 있는 것처럼 보일 수 있으나 각각의 모습을 인정한다.			
5	똥떡	이춘희	언어세상 2003	언어기능/우울 기억력
	뒷간에서 쭈욱 미끄러져 똥통에 빠진 준호. 엄마는 뒷간 귀신에게 줄 똥떡을 만들고 똥떡의 유래와 재래식 화장실 등을 싣고 있다.			

6	세상에서 제일 힘센 수탉	이호백	재미마주 1997	자아존중감/우울
	힘이 센 병아리 한 마리가 세상에서 제일 힘센 수탉으로 자랐다가 세월이 흐른 뒤 힘이 빠진다. 진정한 최고가 무엇인지 그리고 있다.			
7	손 큰 할머니의 만두 만들기	채인선	재미마주 1998	대인관계/우울
	무엇이든 엄청 크게 하는 손 큰 할머니가 숲속 동물들과 만두를 만든다. 아주 큰 만두를 만들어 설날 아침 함께 나눠먹는다.			
8	숨쉬는 항아리	정병락	솔거나라 1999	지남력/자아존중감 회상기억
	흙으로 만들어진 작은 항아리는 못생긴 자신의 모습을 싫어했지만 김치, 젓갈 등을 맛있게 보관할 수 있는 숨쉬는 항아리라는 소중한 항아리임을 알게 되며 여러 가지 전통옹기가 소개된다.			
9	심청전(인형극)	장철문	창작과 비평사 2003	기억/언어 대인관계
	예쁜 딸 효녀 심청이와 눈이 보이지 않는 아버지. 스님께서는 눈을 뜰 수 있는 방법이 있다는데... 아버지를 위해 공양미 삼백석에 팔려가는 심청이의 효도에 대한 이야기이다.			
10	십장생을 찾아서	최향랑	창비 2007	계산력/언어기능 자존감
	병든 할아버지를 위해서 십장생을 하나하나 모으며 할아버지의 건강을 기원하는 손녀딸의 이야기이다.			
11	시장 나들이	정승모	보림 1995	계산력/회상기억 우울
	와글와글 시장 장터를 구경하는 똘이의 모습을 따라 과거 장터에서 일어나는 일들을 경험해 본다.			

12	아낌없이 주는 나무	쉘 실버스타인	소담출판사 1991	우울/자존감
	소년이 자라서 노인이 될 때까지 아낌없이 자신의 모든 것을 내어주는 나무의 진정한 사랑과 베풂이 담겨있다.			
13	아씨방 일곱 동무	이경영	비룡소 1998	주의계산력/인지력 대인관계
	바느질을 좋아하는 아씨의 일곱 친구들이 서로 중요하다고 뽐내다가 결국은 모두의 역할이 소중하다는 것을 표현하고 있다.			
14	열두 띠 이야기	정하섭	보림 2006	주의력/계산력 대인관계
	사람들에게 살아가는 법을 가르쳐 주기위해 쥐신, 소신, 호랑이신, 토끼신, 용신 등이 땅으로 내려온다. 열두 띠가 생겨난 유래를 담고 있다.			
15	오늘은 촌놈 생일이에요	이명랑	중앙출판사 2007	기억력/언어기능
	엄마를 찾아 장터에 간 금순이의 시선을 통해 장터풍경, 전통놀이와 여러 가지 풍물들을 경험한다.			
16	오른발 왼발	토미 드 파올라	비룡소 1999	지남력/이해 언어
	할아버지가 쓰러지자 어린 보비는 예전에 할아버지가 자신에게 가르쳤던 것처럼 할아버지를 도와드려 할아버지가 건강하게 된다.			
17	우리 누나 시집가던 날	김해원	중앙출판사 2006	자아존중/주의력 우울, 계산력
	시집가는 누나를 바라보는 남동생의 시선을 통해 우리 전통혼례 과정과 유물들이 소개된다.			

18	우리 순이 어디가니	윤구병	보리 1999	기억력/언어 대인관계
	시골아이 순이는 어른들을 위하여 새참을 가져가는 길에 개구리와 뻐꾸기, 다람쥐, 들쥐, 장승 등을 만난다. 시골에서 경험한 이야기들이 순이의 눈을 통해 재현된다.			
19	울 엄마 아빠 어렸을 적에	백명식	여명미디어 2003	언어/대인관계 우울
	흙냄새 맡으며 순박하게 살았던 엄마 아빠의 어렸을 적 이야기. 말로만 듣던 토끼굴 찾기, 미역감기, 참새 잡기 등에 얽힌 재미난 이야기가 실려 있다.			
20	이름 짓기 좋아하는 할머니	신시아 라일런트	보물창고 2004	지남력/자존감 대인관계/기억
	오래 산 덕분에 사랑하는 친구들을 먼저 보낸 할머니. 남겨지는 슬픔에 자기보다 오래 사는 것에만 이름을 지어 준다는 원칙을 세운다. 이름을 지어주고 불러주는 일이 사랑을 표현하는 일이라고 믿는 할머니와 갈색 강아지의 아름다운 만남이야기이다.			
21	쪽빛을 찾아서	권종택	보림 1999	인지력/회상기억 판단력/자존감
	물장이가 하늘과 바다처럼 푸른 쪽빛을 찾아다닌 결과 여러 가지 자연의 빛을 담은 옷감을 만들어낸다.			
22	책읽기 좋아하는 할머니	존 윈치	파랑새 2000	기억력/자존감 언어
	책 읽기 좋아하는 할머니는 시골로 이사를 가면 책 읽을 시간이 많겠구나 생각했는데 철마다 일은 많고 봄, 여름, 가을, 겨울 할머니의 바쁜 일과가 펼쳐진다.			
23	아카시아 파마	이춘희	사파리 2011	회상기억/지남력 인지력/우울/사회성
	그림책 속에서 어릴적 방안의 물건과 엄마 분첩, 마당의 빨래줄, 아카시아 줄기로 파마를 하는 등의 5월 아카시아와 연관된 풍경들을 볼 수 있다.			

24	팥죽할머니와 호랑이	조대인	보림 1997	기억력/계산 언어
	알밤, 개똥, 송곳, 멍석, 절구 등이 움직이고 할머니로부터 팥죽을 얻어먹은 사물들이 할머니를 잡아먹으려는 호랑이를 한강에 빠뜨리는 협동의 의미가 숨어있다.			
25	할머니의 농사일기	이제호	소나무 2006	언어/주의력 계산력
	원주에 사는 김용학 할머니가 아이들에게 들려주는 한 해 농사이야기. 벼농사와 관련된 농기구랑 절기와 세시에 대해 수록되어 있다.			

3장

경증치매노인을 위한 독서치유 북테라피 실제

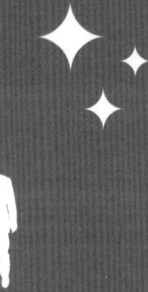

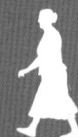

01 회기별 북테라피 프로그램 운영 사례

02 경증치매노인을 위한
　　북테라피 운영결과와 효과

01 회기별 북테라피 프로그램 운영 사례

　상담에서는 적정 회기가 12회기에서 25회기로 나누어지나 치매노인의 치료 효과를 보기 위해 6개월에 걸쳐 25회기로 실시하였다. 치매노인을 위한 실제적인 프로그램 내용은 1회기 초기과정의 라포형성 및 마음열기에서부터 종결까지 전체 25회기를 적용하였다. 회기별 독서치유(북테라피) 프로그램 내용은 표와 같다.

회기별 프로그램 내용

회기		북테라피 목적	북테라피 효과	도서 및 매체
라포 형성기	1	마음열기 라포형성	친밀감 형성으로 신뢰도 쌓기	잡지, 옛날 노래 사전 검사
	2	라포형성 회상기억력	즐거웠던 어린 시절을 추억하기	우리 순이 어디 가니

초기	3	우울 자아존중감 인지력	걱정과 연민을 이야기하며 털어놓음으로 우울증 감소와 자아존중감 회복	겁쟁이 빌리
	4	대인관계 우울증, 기억력	자신이 생각하는 십장생을 찾아보고 희망 찾기	십장생을 찾아서
	5	감정균형 자아존중감	나는 과연 아낌없이 준 적이 있는가에 대한 자기통찰	아낌없이 주는 나무
	6	인지력 향상 주의력 게스탈트치료	열두 마리 동물의 성격과 순서를 알아보고 자신의 띠에 대한 관심 가지기	열두 띠 이야기 띠 그림 사진
	7	기억력회상 인지력, 우울 자아존중감	농사 이야기와 계절, 농기구를 통해 판단력, 수계산, 인지력 회복	할머니의 농사일기
	8	계산력, 지남력 인지력, 대인관계	주인공의 마음 되어 보기 그림책 읽기로 기억력 강화	책 읽기 좋아하는 할머니
중기	9	자아존중감 우울, 대인관계	불편한 신체와 건강에 대한 긍정적인 생각	내 귀는 짝짝이
	10	기억력 강화 언어기능	어린시절 회상하기, 재래식 화장실, 떡의 종류에 대한 회상	똥떡
	11	회상기억, 지남력 인지력, 우울, 사회성	아카시아에 얽힌 유년시절의 놀이와 방안과 마당의 풍경을 통해 기억력 회복	아카시아 파마
	12	대인관계 기억력, 이해판단력	젊은 시절 회상하며 바느질 도구에 대하여 이야기히며 이웃의 소중함을 알아보기	이씨방 일곱 동무
	13	자아존중감 우울, 인지력	누군가를 위해 도움을 줄 수 있을 때 존재 가치가 있음을 인식	강아지똥
	14	자아손중감 기억력 회복	옛날에 쓰던 물건을 통해 놀이와 풍경 이야기하기	오늘은 촌놈 생일이에요
	15	기억력 언어영역	가족의 소중함과 보고 싶은 가족을 기다리는 마음	심청전

중기	16	지남력, 계산력 대인관계	약자들이 힘을 모아 강자를 물리치는 슬기로움	팥죽 할머니와 호랑이
	17	지남력(시간) 주의계산력 자아존중감, 우울	역경 속에서도 시들지 않는 꿈과 꿈을 위한 도전	그림 그리는 아이 김홍도
	18	회상기억 지남력, 자아존중감	과거 부엌문화와 된장, 고추장 등 전통음식에 대해 회상하기	숨쉬는 항아리
	19	지남력 용서와 이해, 인지력	조부모와의 관계 개선과 가족 사랑의 소중함	오른발 왼발 블록
	20	자아존중 만족한 삶, 자아통합	지나간 삶 돌아보기 성공시킨 자식들 자랑하기	세상에서 제일 힘센 수탉
	21	인지력, 회상기억 판단력, 자존감	물장이의 장인정신을 보고 자신감을 가지고 전통문화 되살리기	쪽빛을 찾아서
	22	회상기억, 인지력 언어기능, 지남력	혼례음식, 신랑신부의 혼례복 노인들의 혼례 이야기하기	우리 누나 시집가는 날
	23	이해판단력 기억력, 대인관계	함께 하는 만두 만들기를 통해 나누는 기쁨알기	손 큰 할머니의 만두 만들기
종결기	24	자아존중감 우울, 대인관계	부모가 어릴 때 베풀어준 사랑과 내가 자녀를 키우면서 느낀 애정을 되새겨 봄	언제까지나 너를 사랑해 사후검사
	25	회상기억 독서요법 프로그램 효과 측정	장터에서 생긴 여러 가지 일 기억하기, 5일장의 풍속 다과회, 평가	시장나들이 사후검사

1회기부터 25회기까지 적용한 프로그램의 자세한 내용을 단계별로 구분하여 소개하기로 한다.

라포형성기 __ 1~2회기

✅ 1회기 프로그램

　1회기에는 치매노인과의 첫 만남으로 서로에 대한 마음의 문을 여는 단계로 독서치유사와 치매노인과의 친밀감이 우선되어야 한다. 그러므로 책으로 바로 진행하기보다 우리가 왜 왔는지 우리가 누구인지를 먼저 이야기하고 큰 절을 올린 후 치매어르신에게 조심스럽게 접근하였다. 책을 읽기에 앞서 건강 체조와 노래로 마음을 열게 하고 현대시를 우리가 먼저 낭송한 다음 노인 한 분이 읽도록 하였다. 그리고 여성 잡지를 충분히 준비하여 노인이 좋아하는 그림, 가지고 싶은 것을 오리게 하였다. 이때 주의할 것은 지시와 도움보다는 스스로 편하게 하도록 하였다. 여자노인들은 시계를 오려 붙이기도 하고 장롱, 냉장고 등 살림 도구를 오려붙이거나 특히 젊고 예쁜 여자 모델 사진을 많이 오렸다. 그에 반해 남자는 고기, 과일 등의 음식과 역시 젊고 건강한 남자 모델 사진이나 가족 그림을 오렸다.

　모두 완성되면 색지에 자신의 별칭을 적도록 하고 한 명씩 발표를 하게 한다. 별칭을 붙인 여자노인 중에 게이꼬라는 분이 있어 사연을 물으니 일본에서 어린시절과 젊은 시절을 보냈고 그때 항상 집에 꽃이 있어 그 꽃을 오려 붙였다고 했다. 시계를 붙이신 분은 그런 시계를 너무 가지고 싶었다고 이야기를 하셨고, 바나

나를 오린 노인은 먹고 싶은 과일이었고 옛날에는 못살아서 가지지도 먹지도 못했다고 했다.

대부분의 노인들은 잡지 속의 그림으로 좋았던 과거시절을 이야기했다. 이런 현상은 아직 초기라 마음을 열지 않고 좋은 것만 보이고 싶은 심리 때문이다.

다음 과정으로 옆 사람이 자기를 소개하도록 했다. 발음이 부정확한 분도 있고 혼자 말을 길게 하는 노인도 있었다. 그리고 어떤 노인은 "또 혼자 시끄럽게 떠든다."며 나가버리는 노인도 있었다. 그리고 프로그램의 효과성을 위한 측정도구로 사전검사를 실시했다.

마지막으로 노인들이 만든 작품 '사랑하는 나의 나무'에 꽃별을 모두 붙여주었다. 그리고 노인들이 좋아하는 노래를 부르기 위해 가요방 반주에 틀어주니 A노인이 나와서 '무조건'을 신나게 불렀고, B노인은 '노들강변'을 어깨춤을 추면서 불렀다. 감사하다는 말로 큰절을 하며 노인들과의 신뢰성 쌓기를 위한 라포형성 과정인 1회기를 종결했다. 1회기 수업안은 〈표 1〉과 같다.

● 2회기 프로그램

2회기는 아직 노인들과의 관계가 서먹하므로 라포형성 단계로 건강한 몸 만들기 동작부터 천천히 같이 한다. 손가락 동작으로

<표 1> 1회기 북테라피 수업안

준비물	비도서자료 20권, A4색용지, 시, 가위, 풀, 노래 1곡	날짜	00년 00월 00일(1회기)
		대상	노인	진행자	○○○

북테라피 주제	라포(Rapport) 형성하기, 신뢰도 쌓기
학습 목표	⊘ 독서치유사와 어르신 상호 간의 친밀감을 도모한다. ⊘ 에릭슨의 8단계 노년기 어르신 자신을 이해한다.

활동내용	
도입	⊘ 인사하기(독서치유사 전원 큰절), 선생님들 소개 ⊘ 각자 소개와 독서요법 소개. 책에 대해 간단히 설명한다. ⊘ 어르신에게 존경심과 진실로 대하여 마음을 열게 한다.

활동	⊘ 몸 풀기(고추 먹고 맴맴, 잼잼 박수)
	⊘ 인연의 소중함 : 6개월 25회의 만남
	⊘ 김춘수 시인의 '꽃' 낭송 : 독서요법사 + 어르신
	⊘ 내가 좋아하는 것을 알아본다.
	  : 잡지를 이용하여 하고 싶은 것 골라 붙이고 발표하기
	⊘ 내 짝에게 나를 소개한다.
	  : 어르신들 성함 3번 부르기 놀이(옆 사람과 이름을 바꾸어 3번 불러 보게 하여 자신의 이름 소중함을 알게 하여 자아존중감이 생기게 한다.(이름, 별칭 짓기)
	⊘ 아름다운 나(노년), 형성된 라포

추후 활동	⊘ 노래 1곡(무조건, 노들강변) – 어르신 중 ⊘ 박수를 치고 발을 굴리면서 같이 노래 부르기 ⊘ 사랑하는 나의 나무 만들기(색지) ⊘ 몸 다지기(고추 먹고 맴맴, 잼잼 박수)

는 잼잼 박수를 유도했다. 대부분의 노인들은 건강에 좋다니까 따라 하지만 몇 명은 "우리가 어린애들이요?" 하며 화를 냈다. 몸을 풀고 나서 고향의 봄노래를 주진행자와 보조자가 먼저 부르니 노인들도 한두 명씩 따라 하다가 대부분 아는 노래라고 일어서서 부르는 노인들도 있었다.

이 때 진행자들이 노인들 팔짱을 끼며 몸을 좌우로 함께 흔들며 같이 노래를 불렀다. 그리고 준비해 간 5권의 책을 주진행자는 중앙에 서고 나머지는 4권을 들고 노인들이 보기 좋은 방향으로 앉는다. 책을 들고 하는 첫 수업이라 몇 명은 눈을 감고 있거나 관심 없는 태도를 보였다. 주진행자는 책을 읽어 내려가고, 발문 중에 고향과 어릴 적 소꿉친구와 그때 하던 놀이 등을 물어본다. A노인은 옆집 친구 이름이 순이였는데 저녁때가 되면 엄마가 "순아 순아." 하고 찾았다고 했고, B노인은 고향이 이북이여서 늘 그립다고 하였고, C노인은 "놀 틈이 어딨어. 소 꼴 먹이러 가고 산에 나무하러 갔는데." D노인은 봄에 참꽃 따다가 화전 붙여먹고 친구들과 산으로 들로 놀러 갔었던 일을 기억했다.

그러나 봄이 오면 무엇을 하고 싶으냐고 물으니 말없이 있던 노인은 "봄은 무슨 봄, 빨리 죽어야지." 하면서 눈시울을 적셨다. 책 속의 장면을 보면서 노인들로부터 많은 이야기를 듣고 추후 활동으로 준비해 온 화분 밑그림에 색종이로 나팔꽃을 접어 붙여 화분 가꾸기를 했다. 손이 불편한 몇 사람과 "나 이런 거 못해."

<표 2> 2회기 북테라피 수업안

도서명	우리 순이 어디 가니	날짜	00년 00월 00일(2회기)	
저자	윤구병	대상	노인	진행자 ○○○
북테라피 주제	라포형성기, 회상기억, 지남력			
학습 목표	⊘ 즐겁고 행복했던 어린 시절 추억한다. ⊘ 고향에 대한 추억을 생각하며 어린시절 이야기 나눈다.			
활동내용				
도입	⊘ 손가락 박수 : 잼잼 박수 ⊘ 고향의 봄을 부르면서 시작한다.			
활동	⊘ 고향은 어디신가요? ⊘ 고향에서 어릴 적에 같이 놀던 친구 중 생각나는 친구는 누구인가요? ⊘ 어릴적 집에서 불렀던 또 다른 이름이 있었나요? ⊘ 어릴적 고향에서 친구들과 봄에 했던 놀이 중에서 제일 재미있었던 놀이는 무엇인가요? ⊘ 봄을 제일 먼저 알리는 것은 무엇일까요? ⊘ 봄이 오면 무엇을 가장 하고 싶은가요? ⊘ 봄에 먹었던 음식 중 제일 맛있는 음식은 무엇인가요?			
추후 활동	⊘ 색종이로 화분에 핀 꽃 접기 ⊘ 나팔꽃 만들기			

하는 몇 명을 제외하면 꽃 접기를 잘하였고 작품을 앞으로 가져와 소개하고 봄에 피어나는 꽃처럼 건강하시라는 말과 함께 책을 다시 한 번 펼치면서 고향의 봄을 한번 더 불렀다.

시작할 때 눈을 감고 있던 노인이 책 쪽으로 시선을 주고 있었고 옆에 노인은 고향의 봄노래를 불렀다. 2회기 수업안은 〈표 2〉와 같다.

초기 ___ 3~10회기

● 3회기 프로그램

3회기는 가벼운 목 근육 풀기 운동으로 긴장을 풀고, 건강박수를 치면서 몸 풀기를 하였다. 건강에 관한 동작이여서 웃으면서 잘 따라 했다. 그리고 간밤에 잘 주무셨는지 혹시 무서운 꿈을 꾸지는 안았는지 물어본다. 어떤 노인은 업어 가도 모른다고 하지만 대부분 노인들은 밤에 잠이 잘 안온다고 했다. 사소한 걱정이라도 혼자 고민하지 않고 말할 수 있도록 하여 노인의 우울증을 해소하기 위해『겁쟁이 빌리』책을 읽어 주었다.

책을 읽어주고 빌리처럼 걱정되는 일이 있어 잠 못 이룬 적이 있나요. 친구가 걱정을 털어놓았을 때 어떤 도움을 주었나요. 지금 나의 걱정거리가 무엇인가요. 걱정을 없애는 방법은 무엇인가요. 라고 발문을 하였다. 아무 말 없이 우울한 얼굴을 하고 있던 B노인은 "아들이 결혼도 안하고 죽어서 걱정이다."라고 했다. A노인은 자신감이 부족한지 "나는 몰라요, 아무것도 몰라."라고만 했다.

B노인은 "걱정은 무슨, 안 아픈게 제일이지." E노인은 표정이 많이 밝아지고 웃으며, "젊을 때는 걱정이 많았는데 늙으니 걱정이 없네요."라고 했다.

추후 활동으로 걱정 인형을 함께 만들어 인형에 각자의 걱정을 실어 날려 보내기로 했다. 인형을 만드는 동안에 어르신들은 즐거워했다. E노인은 표현이 어눌하면서도 수업에 적극적으로 참여했다. 지금은 몸이 안 좋아질까봐 걱정이 된다고 하였다. G노인은 "빌리처럼 인형을 만든다고 걱정이 없어지겠냐, 그러면 정말 좋겠다."고 했다.

H노인은 건강에 대한 소망을 얘기하며, 외국에 나가 있는 자식들 잘 지내는지 연락이 잘 안와서 걱정이라고 했다. 또 걱정 인형 만들 때 '예쁜이 남자'라고 직접 이름도 지어 주었다.

G노인은 소극적인 반응을 보이나 옆의 H노인의 "그거 참 곱다."라는 말에 아이처럼 해맑게 웃으며 좋아했다. I노인의 손을 잡고 있던 J노인은 다른 친구 노인들에게 "걱정을 하지 말고 살아라, 걱정한다고 되고 걱정 안한다고 안되겠냐. 이제 우리 나이

에 무슨 걱정이고, 그냥 감사하며 기쁘게 살아야지." 했다.

마지막으로 밀양 아리랑 노래를 율동담당 보조진행자가 앞에 서고 나머지 보조진행자는 노인들 사이에 서서 춤과 노래를 같이 했다. 빌리가 걱정인형을 만들어 자신의 걱정을 한 가지씩 제거 하듯이, 노인들도 책 속 이야기를 통해 자신의 과거 기억속의 우울과 회한의 감정을 표출했다. 이러한 현상은 상담심리학에서 엘리스가 제안한 과거의 비합리적인 사고를 끌어내어 현재의 상황에서 긍정화 시키는 인지치료의 기법이다. 3회기 노인독서요법 수업안은 〈표 3〉과 같다.

✅ 4회기 프로그램

4회기는 소원을 위해 십장생을 찾아보기로 했다. 먼저 책 읽기를 마치고 십장생이 무엇인지, 장수에 대한 염원을 자유롭게 말하도록 하였다. A노인은 양복을 멋있게 차려 입고 왔는데 수업 내내 지난주처럼 참여는 안하고 잠만 자고, 뭐라 알아들을 수 없는 말을 혼자서 하였다.

C노인은 적극 참여하며 십장생이 무엇인지 다시 묻기도 했다. 해, 소나무, 학, 사슴, 불로초, 바위, 물, 거북, 산, 구름이라고 하였더니 C노인은 구름이 제일 좋다며 구름이 되어 하늘 높이 가고 싶다고 했다. 그리고 물이 되어 흘러 흘러가고 싶다고 웃으며 말

<표 3> 3회기 북테라피 수업안

도서명	겁쟁이 빌리	날짜	00년 00월 00일(3회기)	
저자	앤서니 브라운	대상	노인	진행자 ○○○
북테라피 주제	우울, 자아존중감, 자아통합			
학습 목표	⊘ 사소한 걱정이라도 혼자 고민하지 않고 말할 수 있도록 한다. ⊘ 걱정을 해결하는 방법을 스스로 찾거나 주위의 도움을 받도록 한다.			
활동내용(실제 발문 포함)				
도입	⊘ 간단한 손동작으로 몸 풀기 운동, 건강 박수 ⊘ 간밤에 잠은 잘 주무셨는지 혹시 무서운 꿈은 꾸지 않았는지 서로 이야기 해본다.			
활동	⊘ 빌리처럼 걱정되는 일이 있어 잠을 못 이룬 적이 있나요? ⊘ 걱정되는 일이 많을 때는 어떻게 하셨나요? ⊘ 친한 친구가 걱정을 털어 놓았을 때 도움을 주었나요? ⊘ 나의 걱정거리는 어떤 것이 있는지 적어볼까요? ⊘ 걱정을 줄이거나 없앨 수 있는 방법에는 어떤 것들이 있을수 있나요? ⊘ 옆에 계신 어르신의 말을 잠시 들어본다.			
추후 활동	⊘ 걱정인형을 만들어 자기만의 걱정을 인형에 실어 보내기 ⊘ 밀양아리랑 부르며 걱정 날리기			

하고 십장생을 기억하려고 몇 번이나 혼자 되뇌었다.

D노인은 계속 눈을 감고 있다가 깨우면 잠깐 일어났다가 다시 눈을 감았다. E노인은 십장생을 다 안다고 자랑을 하였다. "다 아세요? 그럼, 한번 말해보세요."라고 했더니 다 맞추었고 칭찬을 하였더니 더 신나 하면서 "내가 이래도 머리가 좋다. 공부를 했으면 판사가 되었을 거다."라고 했다. E노인은 태양을 가리키며, 태양이 좋다고 하였다. 젊은 날 정말 태양처럼 열정적으로 살았는데... 하며 뭔가 말하려 했다. F노인은 옛날에 마누라가 바느질을 잘 해서 큰 방의 벽에 큰 십장생 병풍 그림을 걸었는데 소나무에 새긴 학이 정말 멋있다고 했다. 학이 날아가는 것 같았다고 했다. 장수와 복을 기원하는 뜻으로 선조들이 즐겨 그린 그림이라고 말했더니, 이해하는 듯 거북이처럼 오래오래 살고 싶다고 했다.

추후 활동으로 전지에 십장생 오려 붙이기를 했다. 각자 자신들이 소원하는 십장생을 골라 붙이고 단짝친구의 소원을 들어줄 십장생도 같이 붙였다. 이러한 소원 공동작품은 대인관계 형성과 우울증 해소에 효과가 있다. 4회기의 수업안은 〈표 4〉와 같다.

✅ 5회기 프로그램

5회기는 한 사람 한 사람의 이름을 불러 가면서 인사를 하였

<표 4> 4회기 북테라피 수업안

도서명	십장생을 찾아서	날짜	00년 00월 00일(4회기)		
저자	최향랑	대상	노인	진행자	○○○
북테라피 주제	대인관계, 우울증, 기억력				
학습 목표	⊘ 자신이 소망하는 것에 대해 이야기해 본다. ⊘ 옛날부터 전해져 오는 십장생의 의미를 알아본다.				
활동내용(실제 발문 포함)					
도입	⊘ 인사말과 함께 지난 한 주 동안 어떤 일이 있었나 물어보고 젊어지는 웃음박수로 몸 풀기로 체조를 한다. ⊘ 사랑해 노래를 다같이 부른다. ⊘ 십장생 사진 보여주기				
활동	⊘ 단짝 친구는 누구인가요? : 어릴 때부터 지금 여기 노인 병원까지 ⊘ 만약에 자신의 단짝친구가 아프다면 어떤 마음일까요? ⊘ 십장생이 새겨진 물건들은 무엇이 있나요? ⊘ 예전에 사용한 물건 중 십장생이 그려진 물건은 어떤 것이 있나요? ⊘ 학에 타 본다면 어떤 기분일까요? ⊘ 사랑하는 사람이 죽는다면 어떤 기분일까요? ⊘ 자신이 생각하는 십장생은 어떤 것이 있나요?				
추후 활동	⊘ 전지에 십장생 소원 스티커 오려 붙이기(공동작업) ⊘ 십장생을 큰 소리로 외워보기				

다. 날짜와 날씨를 물어 생각을 할 수 있도록 유도하였다. 손동작을 하고, 건강박수로 몸 풀기를 하였다. 『아낌없이 주는 나무』를 통해 자기 삶을 되돌아보는 계기를 마련하고 『아낌없이 주는 나무』와 같이 헌신적인 사랑을 주었던 사람에 대한 행복한 기억을 되살리고 아낌없이 자신의 모든 것을 내어주는 나무의 진정한 사랑과 나눔에 대해 이야기를 하였다. 표지의 그림을 보며 생각나는 나무가 있는지 나무처럼 나도 모든 것을 아낌없이 준 사람이 있는지 아직도 더 줄 것이 있는지 질문을 하였다. A노인은 관심 없는 듯 '고향의 봄' 노래만 불렀고 중간 중간에도 흥얼거렸고 늘 배가 고프다고 하였다.

D노인은 평소 밝은 표정으로 수업에 잘 참여하였는데 주제에 관련된 안 좋은 옛날 기억이 났는지 갑자기 화를 내면서 "자식도 다 필요 없다. 지금이라도 돈 생기면 딴 사람 줄란다." 하면서 자리를 떴다. F노인은 기분이 안 좋아 보였지만 그래도 나무는 열매를 주고 그늘도 만들어 주고 가지와 줄기까지 모두 주었다고 하였다.

H노인은 책이 재미있었는지 가져가 따로 펼쳐 보면서 "나무나 나나 이제 똑같은 신세다." 하며 한숨을 쉬었다. "알짜는 다 없고 밑둥만 남았네." 하며 한숨을 지었다. "이제는 줄 것도 없다. 뭘 주겠어. 껍데기뿐인데... 아무도 안 가져가려고 할 거다. 자식들 다 퍼주고 이제는 주고 싶어도 줄게 없다."고 했다. I노인도 "그

<표 5> 5회기 북테라피 수업안

도서명	아낌없이 주는 나무	날짜	00년 00월 00일(5회기)	
저자	쉘 실버스타인	대상	노인	진행자 ○○○
북테라피 주제	감정균형, 자아존중감, 우울			
학습 목표	⊘ 조건 없는 무한한 사랑으로 키워 온 자식들 사랑하는 사람과의 기억을 떠올려 보고 줄 수 있는 사랑이 더 있는지를 이야기 나누어 본다.			
활동내용(실제 발문 포함)				
도입	⊘ 잼 도리 박수와 계단 박수로 긴장과 스트레스를 푼다. ⊘ 「아낌없이 주는 나무」 표지 그림을 보면서 이야기 나눈다.			
활동	⊘ 나무하면 떠오르는 생각이나 얽힌 추억은? ⊘ 받기만 하는 사람과 주기만 하는 사람 중에 어느 쪽이었나요? ⊘ 자식을 키우면서 소년처럼 자신이 무언가 필요할 때만 찾아오는 자식들을 보고 어떤 생각이 들었나요? ⊘ 나무처럼 아낌없이 모든 걸 주면서... 그때의 마음은 어땠나요? 행복했나요? ⊘ 아직도 더 주고 싶은 사랑과 물건이 있나요?			
추후 활동	⊘ 전지 크기의 나무그림에 자식이나 사랑하는 사람에게 못 준 것과 주고 싶은 것이 있으면 그리고 나뭇잎, 열매 붙이기 ⊘ 사랑의 사탕 매달아 따먹기 ⊘ 섬집아기 노래 부르기			

래 맞아, 다주고 나니 차라리 홀가분하지." 하며 맞장구를 하였다. J노인은 "그래도 줄때가 좋은 거지, 줄게 있으니 얼마나 좋아. 나는 지금도 주고 싶은데 줄게 없다." 하며 옆의 K노인을 쳐다보고 말했다. K노인은 웃으며 고개만 끄덕였다.

추후 활동으로 나뭇잎 붙이기, 열매 달기, 나무 완성하기와 열매에 매달린 사탕 따먹기 놀이를 하며 사진을 찍었다. F노인은 기분이 좋아졌는지 동참하여서 사탕도 따먹고 밑둥만 남은 나무에 나뭇잎을 붙이고 열매도 달고 하였다. 마지막으로 자식을 키웠던 옛날을 생각하며 '섬집아기'를 부르며 추억에 잠겨본다. 5회기 수업안은 〈표 5〉와 같다.

✓ 6회기 프로그램

6회기는 먼저 잼, 곤지, 도리 박수로 손동작을 하며 건강 박수로 몸 풀기를 하였다. 그리고 년, 월, 일과 계절을 물어보고, 또한 올해는 무슨 해이고 각자 무슨 띠 인지 물어 보면서 수업 분위기를 조성하였다.

노인들에게 각자 자신의 띠를 얘기하게 함으로써 자아존중감이 생기도록 하였다. 기억 회상력을 키우고 주의계산력을 위한 도서로『열두 띠 이야기』를 선택했다. 당신은 누구십니까? 노래를 바꿔 '당신은 무슨 띠입니까? 나는 ~띠입니다' 노래로 주의를 집중시켰다. 모두 흥겨워하면서 즐겁게 따라 하였다. 열두 띠에 대해서 어떤 동물이 있는지 이야기 하며 열두 띠 동물을 칠판에 붙였다. 책을 넘기며 책의 내용을 읽어 주었다. 노인들은 보조선생님들과 함께 동물 소리도 내어 가면서 집중해서 이야기를 잘 들었다. 그리고 띠에 대하여 자유롭게 이야기를 할 수 있도록 하였다. A노인은 옛 추억을 떠올리며 띠에 대하여 많은 말을 하였다. "사람들 성격이 띠와 비슷하게 잘 맞는 편이다."라고 말했다.

B노인은 "양띠가 온순하고 배려를 잘해준다고. 아니야, 얼마나 고집스러운지 그 이야기 틀렸어. 우리 할멈이 양띠인데 고집이 황소고집이야."라고 말하며 서로 이야기를 했다. C노인은 옆에서 "응 응 맞아 맞아." 하면서 맞장구를 쳤다.

E노인은 "나는 토끼띠고, 아들은 뱀띠야."라고 했으며 손자 나이는 모르나 띠는 개띠라고 기억하고 있었다. "토끼띠가 팔자가 사나워 내가 그렇다니까." 하며 남편이 일찍 죽어 고생했다고 했다.

G노인은 "동물들이 달리기를 하였는데 쥐가 소 등 위에 타고 갔지. 골인지점에서 쥐가 앞으로 먼저 뛰어내린 거야. 그래서 쥐가 일등이 되었지."라면서 큰소리로 말했다.

I노인은 동물의 대장은 용이 돼야 한다고 말했고 "용은 실존하는 짐승이 아니기 때문에 동물의 대장이 돼야 한다."고 했다. 그러자 A노인은 "어째, 있지도 않은 동물이 대장이 되냐!! 호랑이가

되어야지." 하면서 큰소리로 반박하였다. K노인은 발문에 어리둥절한 표정으로 모른다고 하였다. L노인은 귀가 들리지 않아 보조진행자가 글을 써서 발문을 하였더니 돼지띠고 복이 많다고 하였다. 노인들이 나이는 잘 기억 못하는데 본인의 띠 자식들의 띠는 잘 기억하고 있었다. 노인들은 띠에 대한 이야깃거리가 많은지 계속 말을 하였다.

추후 활동으로 12마리의 동물이 그려진 용지를 나눠주고 자신의 띠를 찾아서 오리고 남편, 아들, 딸의 띠도 찾아서 오리게 했다. 이것은 기억력 회복, 주의계산력, 자아존중감을 향상시켜 손을 사용하여 가위질함으로써 뇌기능을 자극하여 언어기능에도 효과를 주기 위해서다. 띠 꾸미기를 모두 끝내고 건강박수와 도리도리 박수와 손동작으로 수업을 마무리 하였다. 6회기 수업안은 〈표 6〉과 같다.

● 7회기 프로그램

7회기는 크기가 큰 그림책인데 펼치면 양면에 시골의 농사짓는 모습이 계절별로 한 폭의 그림처럼 펼쳐진다. 시골 농사현장의 섬세한 세밀화에 노인들은 마치 책 속으로 걸어 들어갈 듯 높은 집중력을 보였다.

A노인은 책 속에서 자신과 가족의 모습을 찾으려는 듯 손가락

<표 6> 6회기 북테라피 수업안

도서명	열두 띠 이야기	날짜	00년 00월 00일(6회기)
저자	정하섭	대상	노인　진행자　○○○
북테라피 주제	자아존중감, 기억력, 지남력(시간), 주의계산력, 언어기능		
학습 목표	⊙ 자기 띠를 생각해 보고 그에 얽힌 이야기를 서로 나눈다. ⊙ 열두 마리 동물이 지닌 성격과 순서를 말해본다. ⊙ 나의 띠와 연관하여 다른 띠를 가진 사람들도 살펴본다.		
활동내용(실제 발문 포함)			
도입	⊙ 년, 월, 일, 계절에 대해 물어본다. ⊙ 올해는 무슨 띠의 무슨 해인지 물어본다. ⊙ 당신은 무슨 띠입니까? 노래로 주의 집중하게 한다.		
활동	⊙ 열두 띠에는 어떤 동물이 있는지 알아본다. ⊙ 열두 띠 동물들의 울음소리를 내어본다. ⊙ 등장하는 동물들의 성격 특성에 대해서 묻고 대답한다. ⊙ 열두 동물 중 어느 동물이 대장이 되면 좋은지 이야기한다. ⊙ 열 세번째 띠는 어떤 동물이 되면 좋은지 이야기해 본다. ⊙ 자신의 띠는 무엇이고 선택한다면 어떤 띠를 하고 싶은지 그 이유를 들어본다. ⊙ 알고 있는 가족들의 자신의 띠와 성격에 대하여 이야기한다.		
추후 활동	⊙ 열두 동물 그림을 보고 자신의 띠, 가족의 띠를 찾아 오리고 색칠해 보기 ⊙ 건강 박수, 손동작		

을 짚어가며 유심히 보았다. 이러한 점은 노인들이 경험한 과거 생활이 잘 드러난 그림책은 책을 보여주는 것만으로도 기억력과 인지력 향상 주의력과 이해판단 그리고 심리적 안정감을 준다는 것을 알 수 있었다.

여기저기서 농사짓는 장면에 대한 이야기가 쏟아졌다. 소를 앞세우고 쟁기로 밭을 가는 장면에서 B노인은 "저 놈의 소 인물 좋네, 내가 키우던 소하고 닮았네." 하며 한마디 던졌다. 논둑너머 앞산이 연녹색으로 물든 푸른 5월 논마다 모심기를 하는 그림을 보고있던 C노인은 모판을 쪄서 이 논 저 논에 던져놓고 온 식구가 모여 모심기를 했는데 논에 거머리가 많아 두꺼운 양말을 신어도 그놈이 찰싹 붙어 잘 안 떨어졌다고 했다.

G노인은 모 심을 땐 줄을 맞추어서 3~4명 같이 심었는데 그때 부르던 노래가 생각난다며 '상주 함창 공갈못에~' 하며 옛 노래 한 자락을 불렀다. 옆에 있던 F노인은 강원도에서도 모심을 때 부르는 노래가 있다고 하면서 혼자 흥얼거리기도 했다.

그림책에서 감자를 캐는 할머니의 얼굴 모습을 보고 H노인은 자신의 늙어버린 얼굴과 비교하며 "얼굴이 쪼글쪼글하니까 보기 싫지." 하자 옆에 보조 진행자가 "어르신, 농사일 열심히 하셔서 자식들 다 훌륭히 키워 놓으셨잖아요. 주름이 있어도 환하게 웃는 모습이 외할머니처럼 푸근하고 좋아요." 하자 "진짜 그렇게 보이나." 했다. 이러한 상황은 노인들의 과거 비합리적인 사고를

<표 7> 7회기 북테라피 수업안

도서명	할머니 농사 일기	날짜	00년 00월 00일(7회기)	
저자	이제호	대상	노인	진행자 ○○○
북테라피 주제	인지력, 주의력, 계산력, 우울증, 자아존중감			
학습 목표	⊘ 농사 일기를 통해 과거를 회상, 추억해 보며 기억력, 인지력을 향상시킨다. ⊘ 일기를 통해 과거를 회상하고 현재를 되돌아본다.			
활동내용(실제 발문 포함)				
도입	⊘ 농사를 지어본적이 있는지 물어 본다. ⊘ 사실적인 그림책 전면을 펼쳐 보임으로써 농사 장면이 쉽게 와닿도록 한다.			
활동	⊘ 김용학 할머니처럼 농사를 지어본 적이 있나요? ⊘ 할머니처럼 감자를 캘 때는 어떤 생각이 들까요? ⊘ 각자 고향에서 농사짓던 시절에 대한 이야기를 한다. ⊘ 소가 사납게 뛰면 나라면 어떻게 할까요? ⊘ 내가 만약 추수를 한다면 누가 와서 도와주었으면 좋겠어요? ⊘ 무언가를 정성들여 키워본 적이 있나요? ⊘ 지금은 무언가를 키우고 싶은 건 없나요?(식물, 동물) ⊘ 정성들여 키운 농작물을 누구에게 나누어 주면 어떤 기분일까요?			
추후 활동	⊘ 추억이 있는 농기구를 그리거나 오려보고 그 쓰임새를 이야기하기 ⊘ 할머니의 농사 일기처럼 오늘의 일기쓰기			

끌어내어 책을 보면서 스스로 긍정적인 사고를 하게 하는 상담심리학의 인지치료기법이다. 그래서 현재 자신의 모습에 대한 수치심과 소극적인 태도에서 오는 우울증세를 완화시키고 자아존중감을 높여주는 효과가 있다.

 황금물결 들녘에서 벼베기를 하는 장면에서 노인들은 "보기 좋네, 가을 추수할 때가 제일 바빴는데, 타작도 해야 되고, 일은 많아 힘들어도 그때가 좋은 시절이었다."고 하며 대부분 농촌 들녘으로 추수하러 나간 경험들을 이야기 했다.

 책을 다 읽은 후 추후 활동으로 준비해 간 농기구 그림 들을 내어 놓으며 가장 많이 사용한 물건들을 집어 보라고 하자 남성 노인들은 지게, 괭이, 낫, 북삽, 쇠스랑, 고무래 등을 잡았고 여성 노인들은 호미, 낫, 도리깨, 쇠스랑 등을 잡았다. 농기구들의 역할에 대해서 발문하니 노인들은 각자 자신의 과거로 돌아가 열심히 설명했다. 이는 기억등록, 주의계산력, 언어기능, 이해판단에 치료효과가 있다.

 2차 추후 활동으로 일기쓰기를 했다. B노인은 '오늘 독서 선생님이 와서 시골할머니 농사일기 재미있게 들었다. 고마운 선생님들이다.'라고 썼고, 몇 년 전 퇴직한 S노인은 '옛날 농사짓던 생각이 난다. 매일매일 학교에 오고 싶다.'라고 썼고 건강이 안 좋았던 P노인은 '어제는 몸이 아파 학교에 못 왔다. 오늘 오니 책 공부도 하고 친구들도 보고 기분이 좋다. 안 아팠으면 좋겠다.' 등의 자신의 일상과 관련된 일기를 대부분 썼다. 7회기 수업안은 〈표 7〉과 같다.

● 8회기 프로그램

8회기는 시간에 대한 지남력 향상을 위해 계절과 날씨를 물었다. 그리고 아, 에, 이, 에, 오로 얼굴 근육 풀기를 하였다. 장소에 관한 지남력 향상을 위해 여기가 어디인지, 무엇을 하는 곳인지를 물었다. 건강 박수로 몸 풀기를 하였다. 그리고 언어 기능 향상을 위해 책을 읽어 주었다.

책을 다 읽은 후 "계절마다 시골에서 하는 일은 어떠한 일들이 있을까요?"라고 질문을 하자 D노인은 "뭐 봄에는 농사짓는다고 바쁘고 해서 책 못 읽어, 바쁜데 책 읽을 시간이 되나." 했고, B노인은 "여름에 장마 오면 밭에 물 빼고 일 하고 책 읽을 시간이 없습니다." 했다. "시골로 이사를 간다면 무엇을 하고 싶나요?"라고 질문을 하자, B노인은 "아무도 없는 그 시골에 가서 뭐 할려고…" 한다. C노인은 "옛날에 시골서 살았는데 농사짓는다고 얼마나 고생했는지 몰라. 그때는 전부 사람이 손으로 다했지 그러니 얼마나 힘들고 바빴는지 몰라. 홍수도 홍수지만 가뭄 때는 정말 힘들었지. 가뭄에 마땅한 대책 있소. 그저 하늘만 쳐다보고 있었지. 물길 찾는 것도 하루 이틀이지." 하며 한숨을 쉬면서 옛날 일을 떠 올리는 것 같았다. L노인은 하고 싶었던 일은 운전을 하며 전국을 돌아다니는 것 이라고 했다. 그때를 생각하면 좋았다고 했다. 대체로 노인들은 시골 생활을 힘들긴 했지만 많이 그리워하고 동경하는 것 같았다.

  추후 활동으로 책 속에 나오는 주렁주렁 열린 과일나무를 생각하면서 사탕나무 꾸미기와 사탕목걸이 만들기를 했다. 대부분의 노인들은 사탕목걸이를 아주 빨리 만들었다. H노인은 계속 웃으면서 사과 같은 색깔, 감 색깔이나 포도사탕을 골라 적극적으로 만들었다. 사탕은 과일 맛이 나는 사탕으로 준비하여 사탕목걸이를 만들어 나무에 매달 듯 팔이나 목에 매달았다. 과일 향이 나는 사탕으로 열매를 만들면서 노인들은 포도농사 짓던 이야기, 사과밭에 약 치던 이야기, 감 따던 이야기를 늘어놓았다. 이러한 추후 활동은 본 책의 내용과는 거리가 멀지만 책의 한 부분인 과일 따는 모습하나만을 찾아내어 노인들과 이야기를 나누면 노인들이 경험한 과거 기억 속의 생활상과 동일한 이야기를 쏟아냄으로써 회상기억, 지남력, 인지력 향상, 대인관계 개선에 효과가 있음을 알 수 있다. 8회기 수업안은 〈표 8〉과 같다.

✅ 9회기 프로그램

  9회기는 지남력 향상을 위해 날짜와 날씨 계절에 대한 인사를

<표 8> 8회기 북테라피 수업안

도서명	책 읽기 좋아하는 할머니	날짜	00년 00월 00일(8회기)	
저자	존 윈치	대상	노인	진행자 ○○○
북테라피 주제	계산력, 지남력, 대인관계, 인지력			
학습 목표	⊘ 노인들이 정신적, 신체적으로 어려운 상황이지만 지금이라도 하고 싶은 것은 무엇인지에 대해 알아보고 실천할 수 있는 의욕을 갖게 한다.			
활동내용(실제 발문 포함)				
도입	⊘ 인사를 하고 일주일간의 일을 물어본다. ⊘ 얼굴 근육 풀기와 건강 박수를 친다. ⊘ 책을 많이 읽어 본 적이 있는지와 책 속 책 읽는 할머니를 보고 생각나는 것은?			
활동	⊘ 도시생활과 시골생활의 다른 점을 얘기해 본다. ⊘ 어렸을 때 겨울에는 무엇을 하면서 시간을 보냈나요? ⊘ 시골에서 자신이 하고 싶었던 일을 집안일 때문에 못했던 적이 있나요? ⊘ 이제라도 내게 시간과 여유가 주어진다면 하고 싶은 일들은 어떤 것들이 있을까요? ⊘ 어렸을 적 자신의 꿈은 무엇이었는지에 대해 얘기해 보고 내게 가장 행복했던 때는 언제였고 무슨 일을 했을 때였을까요?			
추후 활동	⊘ 사탕목걸이 만들기 ⊘ 과일나무 사탕나무 꾸미기			

하고 오늘 선정한 책에 토끼가 등장하므로 토끼와 연상되도록 하기 위해서 동요 반달을 율동과 함께하면서 수업 분위기를 조성하였다. 본 회기의 목적은 신체적으로나 정신적으로 다른 나를 인정하고 나 또한 장애를 가진 사람을 인정하며 자아존중감이 생기게 하는 것이다.

세상에는 다양한 토끼가 있다. 통통한 토끼, 홀쭉한 토끼, 키 큰 토끼, 키 작은 토끼… 노년이 되어서 신체적으로 병이 들거나 휠체어에 앉은 모습이 다양한 토끼처럼 보일 수 있으나 각각의 모습을 인정한다. A노인은 "짝짝이 귀를 가진 토끼나 나나 비슷하다. 나도 한쪽 눈이 좀 찌그러져 사람들이 나보고 눈 병신, 애꾸눈이라고 그러더라, 속상했지. 그런 소리 들으면 기분 나쁘고 밖에 나가는 게 싫었지. 그런데 시집갈 때 눈이 찌그러졌다고 그러더라, 아!! 그때 정말 숨고 싶었지, 남편하고 시어른 땜에 늘 마음이 불편했지. 이젠 다 지난 일이야, 늙으니 눈꺼풀이 쳐지니 다 똑같게 되었지."라며 옛날이야기를 상세히 해주었다.

이러한 현상은 자신의 결점인 짝눈 땜에 긴 세월 자존감이 상해 있었지만 『내 귀는 짝짝이』 책을 통해 많은 이야기를 쏟아내고 서로를 격려하면서 자아존중감이 생겨나고 과거의 비합리적인 사고가 무의식에 자리하고 있었으나 현재에 책이라는 매개체를 통하여 긍정적으로 변화되는 현상을 보이는 경우였다.

G노인은 벌떡 일어서더니 갑자기 다리를 크게 절뚝거리며, "우

리 동네엔 절름발이가 많았어. 소아마비를 많이 앓았기 때문이지, 내가 그때 그애들 흉내내면서 많이 놀린 것이 기억나. 그때는 장난이라고 생각했는데 지금 생각하니 많이 미안하네." H노인은 몸이 불편한 친구의 가방을 들어주었다고 했다. 동네친구였는데 "공부도 잘하고 착했어."

K노인은 추후 활동 시간에 오늘은 일어서서 노래와 율동을 하였다. 그리고 본인은 남에게 나쁜 일을 한 적이 없다고 하였다. M노인은 "짝짝이 귀를 가진 토끼가 왕따네." 하면서 요즘 왕따는 옛날하고 달라서 그것 때문에 자살 하는 아이들도 있다면서 그렇게 되어서는 안 되며 기초교육을 잘 받아야 된다고 했다.

추후 활동으로 토끼 그림 그리기와 토끼 만들기를 하였다. C노인은 토끼 귀를 크게 그렸다. "왜 그렇게 크게 그려 주었나요?" 하자 "아무래도 다 똑같이 그려 주어야 좋아할 것 같다."고 했다. C노인은 책을 듣는 것도 아주 좋아하고 토끼 그림 그리기와 꾸미기를 예쁘게 하며 토끼에게 계속 무언가를 말을 걸고 있었다. "이 토끼 그림 집에 가져가서 서울 사는 내 손자한테 자랑해야지. 내가 그린거라고." 하며 좋아하더니 갑자기 떨어져 사는 손자가 보고 싶다고 시무룩 해졌다.

대부분 노인들은 토끼이야기에 할 말이 많은 듯 했다. 이러한 현상은 아동용 도서로 알았던 『내 귀는 짝짝이』를 정신적 장애와 신체적 불편을 가진 노인에게 적용하였더니 노인용 그림책이 되는 것을 알 수 있었다. 즉 장애를 가진 노인들은 짝귀를 가진 토끼와 동일시가 일어나면서 통찰과 전이를 거쳐 자신의 모습을 인정 하면서 정서적으로 안정이 되어가는 모습을 보였다. 또한 불안정했던 과거의 모든 기억을 회상하여 기억력 회복에 도움을 주며 자아존중감은 향상되고 노인들이 모인 집단에서 서로가 가진 장애에 대한 장단점을 이야기함으로써 대인관계 개선 등에 독서치유적 효과가 있음을 알 수 있었다. 9회기 수업안은 〈표 9〉와 같다.

✓ 10회기 프로그램

10회기는 먼저 8가지 손동작으로 몸 풀기를 하였다. 책의 표지를 보여 주면서 어린시절을 회상하게 하였다. 책 속에서 똥떡의 유래와 재래식 화장실에 대해 이야기 하도록 하였다.

F노인은 책 내용을 잘 듣고, 떡 만들기도 잘하며 수업에 긍정적으로 참여하였다. 조금은 귀찮아 하기도 하지만 책 선정에 좀 색다른 내용을 요구하기도 했다.

G노인은 서울서 검사인 손자가 준 팔찌라고 자랑을 하면서 대답도 잘 하고 본인 이야기도 하였다. H노인은 표현력도 많이 늘었고 눈이 마주치면 웃으면서 뭔가를 이야기하려고 하였다. J노인은 계속 엉뚱한 소리를 하지만 책에 나오는 떡처럼 만들어 보

<표 9> 9회기 북테라피 수업안

도서명	내 귀는 짝짝이		날짜	00년 00월 00일(9회기)	
저자	히도 반 헤네흐텐		대상	노인	진행자 ○○○
북테라피 주제	자아존중감, 이해판단, 기억력, 자아통합				
학습 목표	⊘ 신체적 결함을 극복하고 자존심을 회복한다. ⊘ 다른 사람과 다른 나를 인정한다.				
활동내용(실제 발문 포함)					
도입	⊘ 시간 장소 날짜에 대한 질문으로 지남력 훈련을 한다. ⊘ 동요 반달과 함께 율동을 한다.				
활동	⊘ 친구가 리키를 놀릴 때 리키는 어떤 기분이었을까요? ⊘ 내가 리키라면 짝짝이 귀를 어떻게 감추었을까요? ⊘ 나의 외모 중 어디가 남과 다른가요? ⊘ 남과 다른 나의 외모를 감추기 위해 어떻게 했었나요? ⊘ 지금도 남과 다른 외모가 부끄러워 감추고 있나요? ⊘ 정신적 불구와 신체적 불구 중에 누구에게 더 많은 이야기를 해주고 싶나요? ⊘ 주변에 리키같이 장애를 가진 사람이 있다면 무슨 말을 해주고 싶나요?				
추후 활동	⊘ 토끼 그림을 그려 보고 색칠하기 ⊘ 토끼 그림 보고 하고 싶은 말하기				

려는 듯 적극 참여 하였고 송편 만들기도 잘 하였다. L노인은 본인 스스로 책을 직접 넘기면서 재미있게 수업을 따라 하였다.

떡 만들기를 할 때는 정성스럽게 빚으면서 똥떡에 대한 설명도 해 주었다. "원래 변소간에서 넘어지면 떡을 해서 먹었지. 그래야 명줄이 길어진다."고 했다. M노인은 관심을 없어 하면서도 집중해서 보다가도 한 번씩 사람을 뚫어지게 바라보았다. E노인도 역시 오늘은 책에 관심을 보이지 않다가 추후 활동에 떡을 잘 만들었다.

대부분 노인들은 과거 기억을 더듬어서 떡을 아주 잘 만들었으며 C노인은 반달송편 절편, 시루떡... 하면서 떡 이름을 불러가며 만들기에 적극적으로 참여하였다. I노인은 유심히 보고 있더니 조금씩 반응을 보였다. 떡을 자꾸 입으로 가져가서 먹으려고 했다.

마무리로 노인들이 직접 만든 떡으로 떡이름 릴레이 게임을 하고 시작할 때 했던 8가지 손동작과 건강 박수로 마무리 하였다. 10회기 수업안은 〈표 10〉과 같다.

<표 10> 10회기 북테라피 수업안

도서명	똥떡		날짜	00년 00월 00일(10회기)	
저자	이춘희, 박지훈		대상	노인	진행자 ○○○
북테라피 주제	기억력 강화, 언어기능, 인지력				
학습 목표	⊘ 똥떡의 유래와 전통 화장실 문화를 이야기한다. ⊘ 똥떡과 관련된 어린 시절을 회상한다.				
활동내용(실제 발문 포함)					
도입	⊘ 추워진 날씨와 건강과 관련된 이야기를 하면서 안부 인사를 나눈다. ⊘ 손가락 체조와 8가지 동작으로 몸을 푼다. ⊘ 책의 표지를 보고 이야기 나눈다.				
활동	⊘ 떡의 유래를 알아본다. ⊘ 떡의 종류에 대해서 이야기 하도록 한다. ⊘ 액막이에 대해 알아본다. ⊘ 옛날에는 언제 어떤 떡을 가장 많이 해 먹었나요? ⊘ 재래식 화장실에 대한 기억을 하면서 이야기를 나눈다. ⊘ 똥떡을 먹어본 적이 있나요? ⊘ 화장실과 떡의 관련성에 대해 이야기한다.				
추후 활동	⊘ 여러 가지 색깔의 떡 만들기 ⊘ 떡 이름 맞히기 릴레이 게임				

중기   11~23회기

✓ 11회기 프로그램

11회기는 몸 풀기 체조, 건강 박수를 시작한 후 뺄셈을 이용해 지남력을 높이는 퀴즈로 시작하면서 '동구밖 아카시아 꽃~~' 노래로 오늘의 그림책을 소개했다.

아침 일찍 노인시설 주변에 있는 아카시아 꽃을 직접 따서 수업에 활용하였다. 책 표지 사진을 보여주며, 아카시아 꽃이 염증 치료제, 부종 제거, 해독 작용, 중이염, 소변, 항암 효과, 기관지염, 천식에 효과가 있으며, 꿀은 위장병 치료 등 건강에 도움이 된다는 말에 집중력을 보였다.

A노인은 아침에 찍은 아카시아 사진을 보고 "요즘은 아카시아 없제, 옛날에는 많았는데." 했다. 오늘 아침에 이 근처에서 딴거라고 말씀드려도 못 알아듣는 것 같았다. B노인은 책 속에서 단발머리 소녀처럼 본인도 똑같은 머리를 했었다고 했고 C노인은 그림책 속 방안에 있는 신문 덮은 밥상과 주전자, 벽에 걸린 가족 사진 액자를 보고 주전자에는 막걸리가 있고 신문을 보고 60년대 정치 이야기를 하셨고 D노인은 가족사진을 보고 대가족으로 살았던 가족들을 이야기 했다.

E노인은 그림책 속의 화장대와 빗, 분첩을 보고 엄마 화장품을 몰래 바르다가 혼난 이야기를 했다. 노인들은 몇장 안되는 그림

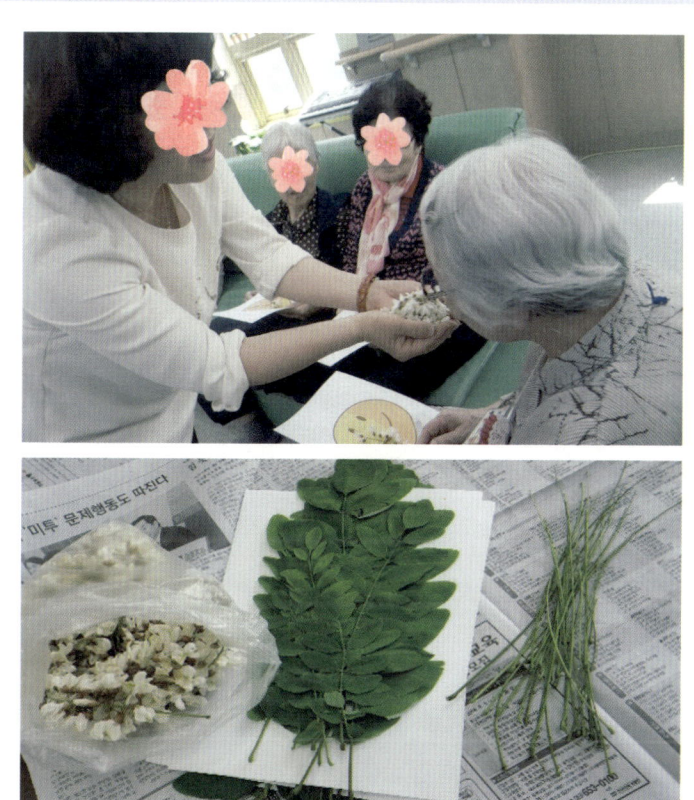

책 속에서 많은 이야기를 꺼집어 내었다. 이는 책 속의 그림을 보고 자신과 동일시 하고 어릴적 꿈을 이야기 하면서 자신감 있는 모습을 보여줬다. 추후 활동으로 책 속에서처럼 아카시아 줄기로 파마를 하니 여자어르신 W가 눈물을 흘렸다. 남편이 파마한 모습보면 많이 이뻐할 건데 안 계셔서 그립다고 했다.

R노인은 아카시아 꽃을 한 움큼을 손에 담아 드리니 향기를 맡으면서 너무 좋아하셨다. 책을 통한 향기테라피인 것이다. 남자어르신 Z는 잎을 접어서 피리를 불었고, 또 다른 어르신들은 아카시아 잎따기 놀이를 하고 있었다.

독서치유사들이 한두 가지만 발문하여도 대부분 노인들은 어릴적 아카시아에 대한 많은 활동을 기분좋게 스스로 하셨다. 그림책을 통한 아카시아 실물과 여러 가지 추후 활동으로 회상기억이 활성화되고 밝은 기분과 함께하는 놀이 활동이 사회성을 높이는 등 북테라피의 효과라고 볼 수 있는 하루였다. 11회기 북테라피 수업안은 〈표 11〉과 같다.

✅ 12회기 프로그램

12회기는 간단한 손동작(두 팔 위로-손잡고-왼쪽 오른쪽-내리고)을 하고 손 털기를 하며 수업을 진행하였다. 책의 앞과 뒤의 표지를 보여 주며, 함께하는 삶의 중요성과 감사하는 삶, 다른

<표 11> 11회기 북테라피 수업안

도서명	아카시아 파마	날짜	00년 00월 00일(11회기)		
저자	이춘희 글, 윤정주 그림	대상	노인	진행자	○○○
북테라피 주제	인지력, 회상기억, 대인관계, 우울증, 자존감, 사회성				
학습 목표	⊘ 5월에 피는 꽃 아카시아의 효능, 전설을 알아본다. ⊘ 아카시아에 대한 어릴 적 회상 속의 파마, 놀이 등으로 자신감을 키운다.				
활동내용(실제 발문 포함)					
도입	⊘ 인사, 년, 월, 일, 계절, 어떤 꽃이 많이 피는지 말하기 ⊘ 아카시아 사진 보여주며 오늘책에 대한 관심 유도 ⊘ 건강 박수로 몸 풀기와 주의 집중(과수원길~아카시아 꽃)				
활동	⊘ 아카시아 사진을 보여주며 아카시아 꽃이 염증치료제, 부종 제거, 해독 작용, 중이염, 소변, 항암 효과, 기관지염, 천식에 효과가 있으며, 꿀은 위장병 치료 등 건강 도움에 대한 정보 제공 ⊘ 꽃을 말려 베개에 넣으면 숙면, 가슴에 대면 심신 안정 ⊘ 책을 읽어가며 책 속 숨은 그림찾기(5초내, 호미, 망태기, 거울, 요강 등) 찾은 그림과 얽힌 자신의 어릴 적 이야기하기(인지) ⊘ 주인공은 못생겼다고 생각해서 이뻐지려고 파마하려는데 자신이 젊을 때 미모는?(우울, 자존감 회복, 회상기억) ⊘ 엄마 화장품을 발라 본 경험있나요.				
추후 활동	⊘ 아카시아 잎 가위 바위 보 게임-절하기-잎 피리불기(2인 1조) ⊘ 아카시아 잎으로 전설처럼 호불호 게임하기(2인 1조) ⊘ 아카시아 줄기로 파마 말기, 꽃 향기 맡아요(숙면, 심리안정) ⊘ 꽃으로 아름다운 자신 얼굴 꾸미고 파마머리 그려보기(지남력)				

사람의 재능을 인정하고 칭찬하고 가장 가까운 가족, 이웃의 소중함을 깨닫게 하여 대인관계 개선과 기억력 회복을 위해 『아씨방 일곱 동무』를 선정했다.

A노인은 책 내용을 꼼꼼히 듣고 있다가 옛날이야기를 많이 해 주었다. B노인도 연세가 많은데도 수업에 적극 참여 하고 늘 모범적인 언행을 보여 주며, 오늘은 말도 많이 하면서 화가 날 때는 상대방을 이해하고 내 마음을 가라 앉혀야 된다고 교훈적인 좋은 말도 많이 하였다. D노인은 예쁜 그림에 관심을 많이 보이고 책을 자세히 살펴보기도 하였다. E노인은 책을 열심히 보고 "귀찮아"라고 말하면서도 발문에 조금씩 참여하였고 노래를 잘 불렀다.

G노인은 너무 조용하여서 수업 내내 미소만 짓고 있다가 끝나갈 무렵 그림 속에 나오는 골무를 가리키며 이게 뭔지 아냐고 거꾸로 보조진행자에게 물었다. 그리고 골무를 끼고 이불을 꿰맨 이야기를 쏟아 놓았다.

L노인은 『아씨방 일곱 동무』 책을 시작부터 끝까지 참여하며 발문에 꼬박꼬박 성심껏 대답을 하며 우리나라 전통문화에 대한 이야기를 가르쳐 주었다.

M노인은 책 읽기에 관심이 많고 적극적이고 바느질할 때를 생각하며 즐거워하였다. O노인은 책 내용이 옛날 자신이 했던 일과 같다면서 책을 다시 한 번 보여주니 얘기를 많이 했다.

<표 12> 12회기 북테라피 수업안

도서명	아씨방 일곱 동무	날짜	00년 00월 00일(12회기)		
저자	이경영	대상	노인	진행자	○○○
북테라피 주제	대인관계, 기억력, 이해판단력				
학습 목표	⊙ 다른 사람의 재능을 인정하고 칭찬한다. ⊙ 가장 가까운 가족, 이웃의 소중함을 깨닫는다.				
활동내용(실제 발문 포함)					
도입	⊙ 안부인사를 한다. ⊙ 간단한 손동작(두 팔위로-손잡고-왼쪽오른쪽-내리고) 2회 손목 털기를 한다.				
활동	⊙ 지난날 바느질할 때를 회상하며 기억나는 일에 대한 이야기를 나눈다. ⊙ 책에서 다투고 있는 일곱 동무를 보며 아씨처럼 화내지 않고 나는 어떻게 말할 수 있을까요? ⊙ 다른 페이지와 그림이 다른 점이 있나요?(p.25) : 색감 느끼기, 관찰력 ⊙ 바느질 도구(일곱 동무) 중에 어떤 동무가 제일 잘났을까요? ⊙ 어떤 일을 여럿이 함께 하면 어떤 좋은 점이 있을까요?				
추후 활동	⊙ 매일 만나는 동무 손 꼭 잡고 노래하기 ⊙ 오색 부직포 복주머니 바느질하기				

추후 활동으로 부직포로 복주머니를 만들어 2개를 겹쳐 바느질을 할 수 있도록 구멍을 내서 준비한 플라스틱 바늘을 사용하여 복주머니를 바느질하게 했다. 색상별로 완성된 복주머니를 보고 여노인들은 예쁘다며 허리에 차야겠다고도 하고, 어떤 노인은 집에 가져가서 손녀에게 선물한다고도 했다. 또 친한 어떤 노인은 '복 받아라' 하며 복주머니를 서로 나누기도 했다. 바느질 도구에서 대부분 노인들은 과거 이야기를 끌어내어 노인의 기억회상력을 높여주었고, 복주머니 만들기에서는 서로 맞잡아 줌으로써 대인관계 향상에 기여하였으며, 직접 바느질을 해 봄으로써 이해판단과 인지력 향상에 도움이 되는 등 독서요법적인 효과가 있다고 볼 수 있다.

마무리로 눈의 피로 풀기로 손바닥을 비벼서 따뜻한 기운으로 눈에 대기를 반복했다. 12회기 수업안은 〈표 12〉와 같다.

✓ 13회기 프로그램

13회기는 날짜와 날씨를 묻고 간단한 체조 및 율동(잼잼 짝짝 곤지곤지 짝짝)을 하였다. 선택도서인 『강아지똥』의 독서요법 주제인 서로의 가치를 인정하고 자아존중감을 형성할 수 있도록 하였다. 누군가를 위해 도움을 줄 수 있을 때 존재가치가 있음을 알 수 있도록 하였다. "혹시 길에서 똥을 보거나 밟아 본적이 있나

<표 13> 13회기 북테라피 수업안

도서명	강아지똥		날짜	00년 00월 00일(13회기)	
저자	권정생		대상	노인	진행자 ○○○
북테라피 주제	자아존중감, 우울증, 대인관계				
학습 목표	⊘ 외모보다 더 소중한 것에 대해 이야기 나눈다. ⊘ 누군가를 위해 도움을 줄 수 있을 때 존재 가치가 있음을 안다.				
활동내용(실제 발문 포함)					
도입	⊘ 간단한 체조 및 율동을 한다.(잼잼 짝짝 곤지곤지 짝짝) ⊘ 강아지똥의 줄거리를 간단하게 살펴본다. ⊘ 혹시 길에서 똥을 보거나 밟아 본 적이 있나요?				
활동	⊘ 길에서 똥 보신 적 있나요? ⊘ 똥을 보면 어떤 기분이 드나요? ⊘ 제일 감동 깊었던 장면은 어느 부분이었나요? ⊘ 강아지똥에게 용기를 줄 수 있는 말은 어떤 것이 있을까요? ⊘ 나는 다른 사람을 위해 어떤 일을 할 수 있나요? ⊘ 강아지똥이 민들레꽃을 피우는데 거름 역할을 하였듯이 내가 자식이나 다른 사람을 위해 거름 역할을 한 적이 있었는지 이야기를 나누어본다.				
추후 활동	⊘ 내가 좋아하는 꽃 만들기 ⊘ 느낌종이 카드에 기분을 색으로 표현해 보기				

요?"라고 질문을 하니, 모두들 웃으면서 "갑자기 똥은 왜 나와, 냄새나게." 했다. "오늘의 이야기가 '강아지 똥' 이야기라서요." 하니 모두 즐겁게 웃었다.

C노인은 A노인의 말을 듣고 있다가 똥똥하면 바로 "다른 사람에게 상처주는 말이 된다."면서 책의 내용을 정확하게 이해하였다. "강아지 똥이라도 무시하면 안 되고 반드시 쓰일 때가 있다고 위로를 해야지. 내말이 맞지요 선생님!!" 했다. D노인도 "맞지, 그럼 우리들도 다 소중하고 어디 쓰일 때가 있지요. 개똥도 소중하다는데 우리도 소중한 사람들이니 감사하며 살아야지." 했다.

E노인은 "개똥은 거름에나 쓰지, 우리같이 늙은이는 아무데도 쓸데없어. 늙으면 죽어야지." 했다. H노인은 처음에는 나서기 싫어하다가, 노인들의 이야기를 듣고 "우리 모두는 소중하고 열심히 살아 왔다."고 하며 분위기를 이끌었다. 듣고 있던 I노인은 "우리들은 이제 강아지 똥이야. 인생 찌꺼기인 똥인게지, 그게 나쁘다는 게 아니고 우린 이젠 똥 덩어리들이라구." 그러자 H노인이 "영감이나 똥덩어리 하시오. 우리는 금덩어리 할란다."라고 해서 모두들 한바탕 웃었다.

G노인도 F노인 옆에서 자기도 예쁘게 만들려고 노력하였고, 느낌종이 카드에는 민들레꽃 같이 밝아졌으면 하면서 노란색을 붙였다. 마무리로 건강 박수와 옆 사람 안마를 해주기를 했다. 처음

에는 내 몸도 아파 죽겠는데 하면서 가만히 누워 있다가 보조 진행자들이 "이렇게 해드리니 시원하시죠." 하면서 어깨를 주무르며 참여하도록 유도하니 노인들은 한 명씩 앞사람 뒷사람의 어깨를 두드리거나 주물렀다. 이렇게 하면서 소극적인 자세에서 옆 사람을 생각할 줄 아는 자세를 보이면서 대인관계가 향상됨을 알 수 있었다. 마지막으로 잼잼 박수를 한 번 더하고 '우리 집 강아지는 복슬 강아지'라는 동요를 부르며 마쳤다. 13회기 수업안은 〈표 13〉과 같다.

✅ 14회기 프로그램

　14회기는 건강 박수와 아, 에, 이, 오, 우를 크게 소리치며 목소리와 목 운동으로 긴장을 풀고 수업을 시작하였다. 옛 추억에 남아있는 행복한 기억을 떠올리고 신나는 우리 놀이 속에서 조상들의 지혜를 배운다. 아울러 과거의 좋았던 일을 회상하며 긍정적인 사고로 우울증 회복과 자아존중감을 회복하여 대인관계 개선에도 도움을 주기 위해『오늘은 촌놈 생일이에요』를 선정했다.

　"오늘은 촌놈 생일이에요."라고 하자 노인들은 누구 생일 인고 하며 기웃기웃하였다. "누구 생일이 아니라. 장서는 날을 촌놈 생일이라고 해요."라고 했다. A노인은 "그래 맞아 옛날에는 장서는 날을 그렇게 불렀어." 하면서 책에 관심을 보였다. 이야기를 마치고 자유롭게 장에 대해 기억나는 것을 말하게 하였다. A노인은 장날은 먹을거리나 구경거리가 많았다고 했고 아버지는 술을 먹는 날이라고 하였다. 그리고 자기 동네에 진짜로 금순이가 있었다고 기억을 하고 있었다. 그리고 고물을 모아둔 것을 엿을 바꾸어 먹었는데, 깡엿은 오랫동안 먹을 수 있었다고 했다.

B노인은 장서는 날 이야기를 하며 동생들 보느라 장에는 못 따라 가고 대신 엄마가 장에 갔다 올 동안 고무줄을 양쪽 묶어 놓고 고무줄놀이를 했다고 했다. 그리고 그날은 돌 사탕을 먹는 날 이라 했다. "돌 사탕은 뭐예요."라고 질문하자, "에고 젊은 사람이 그것도 몰라, 눈깔사탕인데 돌처럼 단단해서 깨물면 이빨이 빠질 정도지. 아까워서 깨물지도 못하고 빨아 먹었지." 옆에 있던 C노인은 사탕을 달라고 하였다. D노인도 프로그램에 적극 참여하고 재미있어 하였다. 지난 차시보다 기분이 더 좋아 보였다. F노인은 "나는 장에 가면 국밥을 꼭 사먹었지. 집에서는 시어른 눈치가 보여서 못 먹어서 시장에 가면 영감이 꼭 사주었어."라며 할아버지를 생각하는 것 같다. 그리고 장에는 약장수가 꼭 있었다고 했다. 무슨 약이 그리 많은지 약장사 구경하는 것이 큰 즐거움이었다고 했다.

모두들 즐거워하였고 옛날 일들을 잘 기억하고 있는 것 같다. 추후 활동으로 윷놀이를 하였는데 정말 신나 하였고 거동이 불편한 분들은 소고를 두드려 가며 열심히 응원을 하였다. 특히 모,

<표 14> 14회기 북테라피 수업안

도서명	오늘은 촌놈 생일이에요	날짜	00년 00월 00일(14회기)
저자	이명랑	대상	노인	진행자	○○○
북테라피 주제	자아존중감, 대인관계, 기억력 회복, 우울증 회복		
학습 목표	⊘ 옛날에 쓰던 물건들을 통해 어릴 적 모습을 그려보고 우리 전통놀이와 장터 풍경에 대하여 이야기하며 즐거움을 나눈다.		
활동내용(실제 발문 포함)			
도입	⊘ 간단한 체조 및 율동을 한다.(머리 어깨 무릎 발 무릎 발) ⊘ 노인이 살던 곳의 장날은 언제였는지 물어본다.		
활동	⊘ 무슨 날을 촌놈 생일이라고 할까요? ⊘ 금순이 엄마는 떡을 팔러 나가는데 장날 무엇을 팔러 나가본 적 있으세요? ⊘ 풍물패를 보면서 풍물놀이에는 어떤 악기가 있을까요? ⊘ 책에서 나오는 4가지 악기 소리도 한번 내볼까요? ⊘ 젊은 시절 시장에서 물건을 팔아본 적이 있나요? ⊘ 엿치기 해본 기억 있으세요? ⊘ 엿 바꿔 먹기 위해서 어떤 것을 엿장수에게 갖다 준 적이 있었나요?		
추후 활동	⊘ 윷놀이하기(윷가락 2모, 말판) ⊘ 밀양아리랑 율동과 함께 부르기		

윷이 나오면 크게 두드리며 응원하였다. 밀양아리랑을 다 함께 부르고 율동으로 마무리 하였다.

『오늘은 촌놈 생일이에요』가 주는 독서요법적인 효과를 살펴보면 어린 시절 시장풍경을 회상하면서 시장에서 보았던 풍경과 먹었던 음식을 이야기함으로써 인지력을 회복시키고 열심히 일했던 과거를 들추어보며 자아존중감을 회복시킴으로써 우울증 회복에도 도움을 주고 추후 활동인 윷놀이를 통하여 대인관계 향상에도 상당한 효과를 주었다. 14회기 수업안은 〈표 14〉와 같다.

✅ 15회기 프로그램

15회기는 큰절을 하면서 인사를 하니 노인들은 큰절 받기가 멋쩍은지 엉거주춤 다리를 모았다. 건강 박수로 몸을 풀고 달 타령을 율동과 함께 부르며 분위기를 고조시켰다.

우울증 완화, 대인관계 개선을 위해 심청전이란 고전을 인형을 만들어서 역할극으로 진행했다. 가족의 소중함과 가족을 기다리는 마음, 가족의 안녕과 소망에 대해 이야기를 유도했다.

책 5권과 주진행자 가족이 직접 그려서 만든 종이 인형 심청이, 심봉사, 연꽃과 바다 그림을 사용하였다. 그리고 역할극의 심청이가 인당수 연꽃에서 나오는 장면을 위해 한지로 연꽃을 5개 만들어 나무젓가락에 매달았다.

<표 15> 15회기 북테라피 수업안

도서명	심청전 인형극	날짜	00년 00월 00일(15회기)	
저자	장철문	대상	노인	진행자	○○○
북테라피 주제	기억력, 언어 영역, 우울증, 대인관계			
학습 목표	⊙ 기약 없는 기다림에 대해 알아본다. ⊙ 가족의 안녕과 소망에 대해 알아본다.			
활동내용(실제 발문 포함)				
도입	⊙ 건강 박수로 몸 풀기 한다. ⊙ 심봉사 심청이 인형을 보여주면서 대화를 이어간다.			
활동	⊙ 사랑하는 사람을 멀리 떠나보내는 마음은 어떠한가요? ⊙ 사랑하는 사람이 돌아온다면 무얼 주고 싶은지요? ⊙ 착한 사람은 복을 받는다는 말에 동감이 가나요? ⊙ 한없이 기다리는 사람이 누구인가요? ⊙ 있다면 무슨 말을 제일 먼저 할까요? ⊙ 심봉사가 딸을 만났을 때처럼 즐거운 마음으로 노래를 불러본다. (노랫가락 차차차)			
추후 활동	⊙ 심청이가 타고 온 연꽃에 기다리는 사람 이름 적어보기 ⊙ 비행기 타고 올 사람을 기다리면서 비행기를 접어 날리기			

노인들의 반응은 입체적인 인형그림에 관심이 쏠렸다. 심봉사, 심청이 인형을 보여주면서 역할극도 하였다. 움직임이 불편한 노인들은 의자에 앉아서 관람하였다.

심봉사의 역할을 맡은 A노인은 움직임을 불편해 하시나 봉사자의 도움이 있으면 일어서서 덩실덩실 춤을 추다가 다시 앉곤 하였는데 상당히 적극적으로 참여를 하려 하였다. H노인은 옛날 심청전 책을 들깨기름에 물들인 것을 봤다고 기억하고 있었다.

I노인은 심봉사가 딸을 만났을 때 "아이구 만났다, 좋다." 하면서 추임새도 넣으며 어깨춤을 덩실덩실 추었다. C노인은 조용하며 표정이 없으나 노래가 나오는 부분에는 잘 따라 하고 해맑게 웃으며 좋아하였다. D노인은 기억은 잘 못하나 노래는 잘하고 감정의 기복이 심하였다.

E노인은 고개를 숙이고 있으면서 질문에 무관심한 태도로 대하고, 역할극에서도 참여하지 않으려 했다.

G노인은 대답도 잘하고 온천과 미국에 가고 싶다고 했다. 보고 싶은 사람은 말을 하지 않았다. 지난번에는 허리가 아파서 못 왔는데 오늘은 즐거워하며 참여를 잘 하였다.

추후 활동으로 비행기를 접어서 비행기 타고 가고 싶은 곳, 비행기 타고 올 사람 이름을 적어 날려 보냈다. F노인은 혼자서 비행기를 잘 만들었다. 그리고 보고 싶은 사람은 동생이라 하였는데 적극 참여하고 좋아하였다. 역할극에도 잘 따라 하였다.

대부분 노인들은 아들, 딸 등 자식 이름을 비행기에 적어서 날렸고, 돌아가신 친정부모님 이름을 비행기에 적기도 했다. 15회기 수업안은 〈표 15〉와 같다.

✅ 16회기 프로그램

16회기는 오늘은 며칠인지 날씨는 어떤지 여기가 어디인지 우리는 누구인가를 물었다. 지남력, 계산력, 언어기능, 자아존중감을 일깨우기 위해서이다. 스트레칭을 하면서, 수업에 집중되도록 유도하였다.

『팥죽할머니와 호랑이』는 노인들이 대체로 잘 알고 있었다. 익살스럽고 해학적인 옛날이야기를 통해 동심의 세계로 접근하려고 하였다. 이야기가 마치고 세상에서 가장 무서운 동물에 대해서 의견을 나누고, 팥죽에 대해 이야기 하였다. A노인은 아주 적극적이며 본인의 이야기를 많이 하고 싶어 하고 진행자와 장난을 칠 정도로 수업에 많이 익숙해졌다. 표정이 밝고 처음 보는 사람에 대한 거부 반응은 없는 것 같다. 발문에 대한 답은 "내가 다 알지, 내가 대학까지 나온 사람인데, 팥죽할머니를 모를까봐서." 라고 했다. "내가 그 할머니 옆집에 살았지. 내가 팥죽도 얻어먹고 했는데…" 하며 익살스럽게 웃었다.

D노인은 적극적으로 수업에도 참여하고 왼손으로 송곳, 밤, 개

똥을 정말 잘 그렸다. E노인은 기운이 없는지 자다가 일어나서 책을 보았다. 팥죽이 먹고 싶다고 팥죽을 가져왔는지 물었다. 자기는 팥죽을 아주 맛있게 잘 끓인다고 했다. 팥을 무르게 푹 잘 삶아야 된다고 하였다. 옆에 있던 사람들도 갑자기 팥죽이 먹고 싶다고 다들 팥죽 이야기를 했다. F노인은 "음식도 계절이 있는데 동지에 만들어 먹어야지."라고 분위기를 진정시켰다. H노인은 성격이 조용하고 얼굴에 미소가 많았다 말을 거의 하지 않고 그저 웃기만 하였다.

추후 활동으로 책에 나오는 여러 가지 물건그리기를 했다. I노인은 호랑이를 혼내는 사물 송곳을 가장 신나게 그렸다. J노인은 호랑이가 개똥에 미끄러졌다고 크게 웃었고 개똥 그림도 커다랗게 그렸다. 노인들이 아는 이야기라 대부분의 노인들이 잘 참여하였고 추후 활동 그림 그리기도 익살스럽게 잘 그렸다. 언어기능 향상을 위해 시작할 때 불렀던 전래동요 '잘잘잘'을 한 번 더 부르고 마무리를 했다. 『팥죽할머니와 호랑이』가 주는 독서요법적인 효과를 살펴보면 잘 알고 있는 팥죽이야기를 통해 기억력을 회복시키고 등장하는 사물들을 하나하나 열거하거나 이야기함으로써 계산력과 이해판단력, 언어 기능을 향상시키며 이러한 활동들을 수행함으로써 자아존중감이 생성되는 등의 효과를 볼 수 있다. 16회기 수업안은 〈표 16〉과 같다.

<표 16> 16회기 북테라피 수업안

도서명	팥죽할머니와 호랑이	날짜	00년 00월 00일(16회기)		
저자	조대인	대상	노인	진행자	○○○
북테라피 주제	지남력(장소), 계산력, 언어 기능, 자아존중감				
학습 목표	⊘ 힘없는 약자들이 힘을 모으고 꾀를 써서 강자를 물리치는 슬기로움을 배워본다.				
활동내용(실제 발문 포함)					
도입	⊘ 동작으로 몸 풀기, 책 표지를 보고 이야기 나눈다. ⊘ 하나부터 열까지 손동작하며 노래를 부른다. ⊘ 팥죽은 먹어본 적 있는지 물어본다.				
활동	⊘ 이 세상에서 가장 무서운 동물에 대해서 각자의 의견을 나눈다. ⊘ 맛있는 팥죽을 먹는 날과 만드는 방법에 대해 이야기한다. ⊘ 호랑이를 물리치기 위해 할머니를 도와주는 착한 도우미들을 그림을 통해 만나보고 책 속에 나오는 재미있는 표현법도 흉내 내 본다. ⊘ 책 속에 호랑이를 물리치기 위해 나오는 각종 물건들에 대하여 살펴보고 그 물건들과 관계있었던 자신의 과거 경험을 이야기한다.				
추후 활동	⊘ 도화지 위에 각자 그림책 속에 나오는 물건 그리기 ⊘ 전래동요 부르기(하나하면 ~ 잘잘잘)				

✅ 17회기 프로그램

17회기는 간단한 손동작과 몸 풀기와 인사로 수업 분위기 조성을 하였다. 드라마 이야기를 시작으로 김홍도에 대해 이야기를 하였다. 치료의 주제로 지남력(시간), 주의계산력, 자아존중감, 우울증의 완화를 위해『그림 그리는 아이 김홍도』책을 읽어 주었다.

E노인은 퍼즐 맞추기에서 "나는 안 한다. 못 한다."라고 말하나 아주 꼼꼼하게 빨리 잘 맞추었다. 그리고 모든 것이 감사하고 긍정적인 사고를 가지고 있으며, 손자가 그림을 잘 그린다고 자랑을 많이 했다. F노인은 90의 연세에도 불구하고 이야기도 잘하고 그림책도 구석구석 보았다. 홍도가 어렸을 때 무엇을 하고 싶은지에 대해서도 "그림 그리는 거다."라고 분명하게 대답했다. 앞으로 하고 싶은 일이 뭐예요? 라고 질문을 하자, "교편을 잡고 싶었는데 남편 따라 돈 벌러 일본을 가는 바람에 못하게 되었지."라고 하고, 김홍도를 때리는 장면에서 자신도 "자식이 잘못하면 심하게 야단치고 혼냈다."고 하며, 책 내용을 다 이해하는 듯 하였다.

M노인은 지난번 보다 조금 나아진 것 같으나, 아직도 소심하고 조심성 때문에 질문에 대답도 잘 못한다.

주진행자가 홍도처럼 아버지가 자신이 하고 싶은 일을 말려서 못하였거나 또한 자식에게 예술하는 것을 막은 적이 있느냐는 발

<표 17> 17회기 북테라피 수업안

도서명	그림 그리는 아이 김홍도	날짜	00년 00월 00일(17회기)	
저자	정하섭	대상	노인	진행자 ○○○
북테라피 주제	지남력(시간), 주의계산력, 자아존중감, 우울			
학습 목표	⊙ 역경 속에서도 시들지 않는 꿈에 대해 자신감을 가진다. ⊙ 작품속에서 해학을 찾고 꿈을 이루기 위해 희망을 가진다.			
활동내용(실제 발문 포함)				
도입	⊙ 드라마 이야기를 시작으로 책을 펼친다. ⊙ 간단한 손동작으로 몸 풀기 운동을 한다. ⊙ 어릴 때의 하고 싶었던 것(꿈)에 대해 이야기 나눈다.			
활동	⊙ 책 표지를 보고 어떤 생각이 드나요? ⊙ 김홍도의 어린 시절은 어땠나요? ⊙ 나와 비슷한 부분이 있다면 어느 부분인가요? ⊙ 부모에게 혼 날 때 홍도의 기분은 어땠을까요? ⊙ 홍도에게 어떤 이야기를 들려주고 싶나요? ⊙ 김홍도의 작품을 보고 함께 이야기해 본다. ⊙ 어릴 적 꿈에 대해 이야기해 보고 하고 싶은 것을 말해본다.			
추후 활동	⊙ 퍼즐 맞추기 ⊙ 부모님께 편지 써 보고 낭독하기			

문에 C노인은 학교에 가고 싶었는데 아버지가 집안일을 돕고 동생들 보라고 학교에 가지 말라고 하며 여자가 공부해서 뭐 할라고 해서 못 했는데 지금 와서 보니 모르는 게 많아 아버지가 원망스럽다고 했다. G노인은 다섯 자식 모두가 공부를 잘했는데 막내아들만이 노래와 춤을 너무 좋아해서 집에도 안 들어오고 어울려 다니면서 노래하겠다고 해서 자식 안 하겠다고 했는데 직장 좀 다니다가 결국 그쪽으로 빠지더라며, 지금와서 생각하니 지가 하고 싶은 거 하도록 놔둘 걸 후회된다고 했다.

다음은 김홍도 아버지를 생각하면서 부모님께 편지쓰기를 했다. 손이 불편해서 거부할 줄 알았는데 몇 분이 직접 적었고 보조진행자가 대필했다. 전직 교사였다는 분은 처음에는 망설이다 나중에 아버지께 감사하다는 장문의 내용을 담은 편지를 썼다 편지 대부분은 회한과 보고 싶다는 감정과 지금 병들고 나니 부모님 생각이 더 난다는 편지를 썼다.

한 명씩 낭독하는 가운데 E노인은 눈물을 흘렸고, J노인도 손수건을 찾았다. 이런 모습을 지켜보던 보조진행자도 울었고 결국 주진행자는 우느라고 진행도 못했다. 이러한 현상은 주진행자와 치매노인 사이 전이와 카타르시스가 일어나 책으로 치료하는 방법에 효과가 있음을 알 수 있다. 17회기 수업안은 〈표 17〉과 같다.

✅ 18회기 프로그램

18회기는 먼저 손을 비벼 열을 내어서 눈에 대기를 하고 난후 노래와 율동진행자의 민요 닐리리야에 맞쳐 율동을 하였다. 노인들이 신나하며 잘 따라 하였다. 지남력, 자아존중감, 항아리에 대한 회상기억으로 인지력 향상에 도움을 줄 수 있다. 흙으로 만든 전통 옹기인 숨쉬는 항아리의 역할과 건강과의 관련성에 대해 먼저 이야기를 하면 노인들은 관심을 보였고 『숨쉬는 항아리』를 통해 노인들의 과거 부엌문화에 얽힌 추억을 통해 회상기억을 살릴 수 있다.

A노인은 그림을 보고 된장단지 간장단지 고추장단지 등을 인지하고 "장맛은 말이야 옛날처럼 해야 맛이 나지."라고 말을 했으나 귀가 어두워 질문을 듣고 하는 것이 아니라 그림책을 보고 말하였다.

B노인은 "된장은 2월에 담아야 되고 소금 농도를 맞추는 게 중요하다."고 했다. 그리고 숯과 고추도 넣어야 벌레가 안 생긴다고 하면서 장 담그는데 대한 여러 가지 이야기를 해주었다.

C노인은 찰흙 만들기에는 적극적으로 참여하여 정말 멋진 항아리를 만들었다. D노인은 집에 장독들이 많이 있었고 다섯 형제가 있었는데 형제끼리 장난이 심해서 해마다 장독 한 개씩 깨뜨리고 그날은 밥도 못 먹고 쫓겨났다고 했다. 동네에 옹기굴이 있었는데 자주 놀러 갔고 흙도 개비고, 옹기 나오는 날이면 숯 얻으

러 많이 갔다고 하면서 옛날이야기를 해주었다.

E노인이 "동생 어디 그뿐인가 옹기도 있고 촛병도 있고 똥장군도 있고 젓갈을 담을 때 사용하는 젖동이도 있지. 그라고 물을 길러 다니는 물동이도 있지."라고 하자 C노인은 "그 똥장군 이름 오랜만에 들어 보네. 내가 똥장군 지고 다니면서 똥 거름 냈는게 생각나요. 아버지가 맨날 날 시키시더니… 아버지 생각이 나는구만. 처음 뭔지도 모르고 지게에 지고 가다가 넘어져 똥 거름하고 범벅이 되었지. 그 생각이 나네. 그때가 16살쯤 되었지…"라고 회상을 하였다.

F노인은 단지하면 나도 할 말이 많다고 했다. "집에 큰독이 12개가 넘었고 중간 것 작은 것 합하면 한 50개는 족히 됐지." 했다. "간장, 된장, 고추장은 기본이고 김치도 몇 종류씩 해서 단지에 넣었지. 하여튼 저장하는 음식은 모두 장독 속에 들어갔지. 깻잎, 고추잎, 고들빼기, 오이지, 무 종류… 말도 마라 여름내 농사짓고 팔고 늦여름에 나오는 채소는 모두 단지에 넣어 소금에 재워 놓지 그리고 그걸로 김치를 만들지." 했다.

G노인은 "맞다. 말도 마라 우리 집은 전라도 였는데. 젓갈… 아이고 수도 없다. 독이 120개도 족히 될 것이다. 손이 퉁퉁 부어 트는데도 젓갈 담는다고 애 먹었지. 지금 생각하면 어떻게 다 했는가 싶어." 했다. H노인은 "할머니께서 굉장히 깔끔하셔서 장독을 얼마나 닦는지 손수 닦기도 하셨지만 손녀인 나에게도 그 일

<표 18> 18회기 북테라피 수업안

도서명	숨쉬는 항아리	날짜	00년 00월 00일(18회기)	
저자	정병락	대상	노인	진행자 ○○○
북테라피 주제	지남력, 자아존중감, 회상기억, 대인관계			
학습 목표	⊘ 흙으로 만든 숨쉬는 항아리와 건강과의 관련성에 대해 알아본다. ⊘ 숨쉬는 항아리를 통해 과거 부엌문화와 추억이 회상기억에 도움을 준다.			
활동내용(실제 발문 포함)				
도입	⊘ 건강 체조로 편안한 수업 분위기를 조성한다. ⊘ 흙은 어르신의 건강 어디에 좋은지 물어본다.			
활동	⊘ 『숨쉬는 항아리』 전면 표지를 보며 읽는다. ⊘ 흙으로 또 무엇을 할 수 있을까요? ⊘ 흙으로 옹기는 어떻게 만드나요. 혹시 옹기나 장독을 만들어 보셨나요? ⊘ 여러 종류의 단지가 있는데 각각 무엇에 사용하는 물건인가요? 어르신들은 어떻게 부르셨나요?(각각 발문) ⊘ 왜 숨쉬는 항아리라고 했을까요? ⊘ 옛날 우리 할머니들은 아침저녁으로 왜 옹기를 마른 천으로 닦으셨을까요? ⊘ 된장 담그는 법은 어떻게 되나요. 어르신들의 방법을 가르쳐 주세요.(각각 발문) ⊘ 왜 고추, 숯을 된장 담글 때 넣나요. 된장에 꽃가지가 피면 어떻게 할까요? ⊘ 단지와의 과거의 경험담 나눈다.(젓동이, 장군, 소줏고리)			
추후 활동	⊘ 찰흙으로 종이컵을 감싸면서 항아리 만들기 ⊘ 풍선에 나의 건강하지 못한 부분 적거나 그려서 날려보기 ⊘ 고추, 숯 넣어 된장 담그기			

을 유독 시켰어. 날마다 장단지가 반짝반짝 빛나야 한다면서 장독 닦는 게 내 일이 되었지."라고 했다. 노인들은 모두 옹기에 대해서는 여러 가지 기억들이 많은지 말들을 많이 하였다. 주로 힘든 일에 대해 말을 하면서도 "그때가 좋았어."라고 했다.

추후 활동으로 준비해 간 찰흙과 종이컵으로 항아리를 만들고 빨간 고추, 메주, 숯으로 장을 담그는 실습을 했다. I노인은 말을 잘 안하고 듣기만 하다가 장을 담글 때는 항아리에다 메주며 고추, 숯을 꼭꼭 넣어 끈으로 묶었다. 모두 잘 참여하였고 추후 활동 시간에도 즐겁게 이야기하면서 항아리를 만들고 장을 담았다.

항아리를 통해 노인들은 많은 경험과 이야기를 쏟아내어 기억력과 장소에 대한 지남력을 향상시키고 이해판단력이 활성화됨으로써 자아존중감이 생기고 항아리를 만드는 작업을 공동으로 함으로써 원활한 대인관계를 형성하여 사회성도 키워주는 등 독서요법효과가 극대화 됨을 알 수 있었다. 18회기 수업안은 〈표 18〉과 같다.

◉ 19회기 프로그램

19회기는 먼저 년, 월, 일을 물어보고 추운 겨울에 대한 이야기를 나눴다. 스트레칭으로 간단한 몸 풀기를 하고 주인공 보비와 할아버지의 따뜻한 사랑이 병원에서 포기한 질병마저도 치유

<표 19> 19회기 북테라피 수업안

도서명	오른발 왼발		날짜	00년 00월 00일(19회기)	
저자	토미 드 파올라		대상	노인	진행자 ○○○
북테라피 주제	지남력, 이해판단력, 계산력, 자아존중감				
학습 목표	⊘ 주인공 보비와 할아버지의 따뜻한 사랑이 질병과 죽음마저도 치유하며 가족 사랑의 소중함을 깨닫는다.				
활동내용(실제 발문 포함)					
도입	⊘ 인사를 나누며 스트레칭으로 간단히 몸 풀기를 한 후 책 표지의 할아버지와 손자의 표정을 살피고 년, 월, 일과 계절에 대한 느낌을 서로 나눈다.				
활동	⊘ 할아버지와 보비가 즐겨하던 놀이는 무엇인가요? ⊘ 보비는 블록 쌓기 제일 위에 무슨 그림의 블록을 얹었나요? ⊘ 보비는 걸음마를 누구에게서 배웠나요? ⊘ 보비는 왜 잠도 오지 않고 아무것도 먹고 싶지 않았나요? ⊘ 할아버지가 병이 났을 때 보비가 다가가지 않았다면 할아버지는 어떻게 되었을까요? ⊘ 어르신의 제일 큰 걱정거리는 지금 무엇인가요?				
추후 활동	⊘ 가족 중 가장 보고 싶은 얼굴 그려보고 함께하고 싶은 놀이나 당부하고 싶은 말 적어보기 ⊘ 블록 쌓기 놀이하기				

하는 가족 사랑의 소중함을 알기 위해 『오른발 왼발』을 선택했다. 책 표지에 나오는 할아버지와 손자의 표정을 살피도록 하였다.

책 속 주인공 '보비'라는 이름 대신 친근감이 가도록 철이라고 바꾸어 부르기도 했다. A노인은 책 내용도 잘 기억하고 수업에 흥미를 보였다. 큰손자의 이름을 말하며 "손자와 같이 나도 놀이동산에 가고 싶다."고 했고, 손자도 나를 좋아한다고 했다.

B노인은 책도 무척 열심히 쳐다보며 자신이 아프면 자기 손자도 철이처럼 보살펴 줄 것이라고 했다. 철이가 기특하다고 말하고 정말 대견스럽다고 했다. D노인은 다른 날보다 더 적극적으로 참여하면서 아들에 대한 그리움이 많은지 아들 이름을 자꾸 불렀다.

F노인은 손자가 의대에 다니는데 "그놈 어릴 때부터 공부를 잘 했는데 역시 의대에 가더라. 훌륭한 의사가 되어서 자신 같이 아픈 노인들을 잘 치료해 줬으면 좋겠다."라고 하면서 보고 싶은 얼굴 그리기에 손자 얼굴이라면서 크게 그림을 그렸는데 손자 이름을 물으니 웃기만 하고 손자의 이름은 잊은 듯 했다. 추후 활동으로 가족 중 가장 보고 싶은 얼굴을 그려보고 그림 속 주인공과 함께 하고 싶은 놀이가 무엇인지 물어보았다. 그리고 독서요법사 자녀들이 어릴 때 가지고 놀던 블록을 가져와서 블록 쌓기 놀이를 했다. 보조진행자와 노인 4명이 한 팀이 되어 블록 쌓기 놀이를 해 보았는데 의외로 노인들이 좋아했다.

『오른발 왼발』이 주는 독서요법 효과적인 면을 살펴보면 노인들은 책 속에 나오는 아이와 노인을 자신의 처지와 동일시하는 경향을 많이 보였다. 또한 손자와 자식에 대한 그리움을 이야기를 통하여 쏟아냄으로써 감정을 정화시키고 특히 블록 쌓기 놀이에 적극적으로 참여함으로써 계산력과 이해판단력이 향상되고 협동 블록 쌓기를 통하여 대인관계 개선에도 효과가 있음을 알 수 있었다. 19회기 수업안은 〈표 19〉와 같다.

✅ 20회기 프로그램

20회기는 책을 하기에 앞서 먼저 날씨나 날짜에 대한 얘기를 하며 말문을 튼 뒤 간단한 몸 풀기 동작을 했다. 어깨를 펴고 팔 위로 올렸다 내리기, 손바닥 비비기 등 간단한 손 체조와 아, 에, 이, 오, 우 소리를 내며 두 손으로 얼굴 마사지하기 등을 했는데 노인 분들이 대부분 적극적으로 참여했다. 그리고 치매 예방 체조와 노래를 불렀다. 우리 모두 다 같이 손뼉을(짝짝~) 우리 모두 다 같이 손목을(흔들어요~) 우리 모두 다 같이 손바닥을 비벼요(쓱쓱~) 우리 모두 다 같이 손뼉을(짝짝~).

노인들이 지나간 삶을 되돌아보며 긍정적인 삶이였음을 인식하고 자신에게 만족감을 찾고 현재 노인 자신의 소중함을 알도록 하기 위해『세상에서 제일 힘센 수탉』을 선택했다.

A노인은 수탉을 보니 학교에 다닐 때 직접 수놓았던 수탉 자수 그림이 생각난다며 "액자도 수놓고 이불에도 수놓고 옷 가리개에도 자수를 놓았는데 친정 엄마가 손재주가 좋다고 칭찬을 해주었다고 했다. 그래서 내가 여태껏 손재주가 좋은가 보다." 했다. P노인은 "나도 젊은 시절엔 힘이 세서 산에 가서 나무도 많이 하고 무거운 것도 번쩍번쩍 들었는데 읍내 장이라도 나가면 인물 좋다고 따르는 여인네도 많았는데 지금은 아파서 힘도 없고 마누라도 먼저 가고 없고…" 하며 고개를 숙였다. 또 B노인도 아주 큰 수탉 그림에 강한 호기심을 보이며 수업에 참여했다.

수업에 적극적으로 참여하던 C노인은 18세에 결혼해서 남들보다 편안하게 살았다고 했다. 남편은 술도 안 마시고, 시어른이 아주 좋았다며 이제껏 살아온 삶에 만족한다고 했다. 환갑 때는 영감이 업어 주었다고 자랑하며 그때 정말 행복했다고 했다.

수탉처럼 좌절을 느끼고 힘들어하는 친구가 있다면 어떻게 해야 될까요? 라는 질문에 D노인은 "힘든 사람이 있으면 주위에 있는 친구들과 함께 잘 어울리고 지내면 되지. 여기 나오면 책도 보고 맛있는 것도 먹고 친구도 생기고 좋지."라고 했다. F노인은 책을 한참 보더니 "까불거리더니만 꼬시다. 수탉을 보니 우리 영감 생각난다. 젊을 때 하도 바람을 피워서 내가 안 살려고 몇 번이나 보따리 쌌다가도 아이들 때문에 참았다."며 아직도 서운한 마음이 남아 있는 듯 했다. 책의 내용에 대한 관심이 많고 따뜻한 마

<표 20> 20회기 북테라피 수업안

도서명	세상에서 제일 힘센 수탉	날짜	00년 00월 00일(20회기)		
저자	이호백	대상	노인	진행자	○○○
북테라피 주제	긍정적인 삶, 자아존중감, 자아통합, 우울 해소				
학습 목표	◎ 지나간 삶을 되돌아본다. ◎ 현재 자신에게 만족감을 갖도록 한다.				
활동내용(실제 발문 포함)					
도입	◎ 간단한 손 체조를 한다. 　: 어깨를 펴고 팔위로 올렸다 내리기, 손바닥 비비기 ◎ 책 표지를 보여주고 닭에 대하여 들어 본다.				
활동	◎ 암탉과 수탉을 어떻게 구별하나요? ◎ 자신이 가장 멋지고 자신 있었던 시절은? ◎ 자식을 낳았을 때 어떤 마음이셨어요? ◎ 자신이 힘들 때 가장 용기를 준 가족은? ◎ 수탉처럼 좌절을 느끼는 친구가 있다면 어떤 말로 위로를 해줄 수 있을까요? ◎ 환갑(진갑) 때의 이야기를 해 줄 수 있나요?				
추후 활동	◎ 가족이나 친구, 이웃에게 편지쓰기 ◎ 닭 색칠해 보기				

음을 가지고 있는 E노인은 힘들어하는 친구에 대해서 이야기하면서 "어쨌든지 힘내라고 하면서 위로해 줘야지. 우리 나이에 크게 좌절할게 뭐 있냐?"면서 나이 들면 좌절도 없어진다고 했다. 대부분 노인들은 『세상에서 제일 힘센 수탉』에 집중하면서 수업에 참여했다.

　추후 활동으로 가족에 대한 이야기를 하면서 각자의 가족들에게 편지쓰기를 했다. 가족들에게 편지쓰기를 하면서 F노인은 가족들이 많이 생각난 듯 했다. 특히 공부한다고 호주에 가있어 자주 보지 못하는 손자 이야기를 많이 하면서 편지를 썼는데 손자가 눈앞에 아른거린다며 많이 보고 싶다고 하였다.

　G노인은 가족들 한 명씩 한 명씩 이름을 적어가면서 모두에게 편지를 썼는데 아내에게 편지를 쓰면서 아주 고맙다면서 많은 이야기를 적었다. H노인은 수업 초반에는 집중하다가 오래 앉아 있기가 힘이 든지 수업 끝나갈 무렵 자리에서 일어나려다가 우울해 보이는 F노인에게 "힘내라. 친구들이 옆에 있다. 큰자식, 작은 자식 모두 잘 키워 놓았잖아."라며 밖으로 나갔다. 이러한 현상은 동병상련의 입장에 있는 노인들끼리 서로를 위로하고 용기를 줌으로써 대인관계 형성과 우울증 감소에 효과가 있다. 그러므로 대부분의 노인들은 수탉을 보며 젊은 날의 용감했던 자신의 모습을 한 번 더 떠올려 자존감을 회복하거나 현재 수탉이 절망에 빠져있는 모습을 자신의 현재 모습과 연관시켜 좌절에 빠지

기도 하지만 젊은 날의 용기와 열심히 산 결과와 자식에게 정성을 다한 결과 현재 자식들이 출세했다는 말에 마음의 위안을 찾는 듯 했다. 이는 인생의 마지막 단계에서 잘 살았다는 만족감을 가지게 된다. 마무리로 치매 예방 체조와 노래로 마무리 하였다. 20회기 수업안은 〈표 20〉과 같다.

✅ 21회기 프로그램

21회기는 지남력 회복과 이해 판단력, 회상기억, 우울증, 자아존중감, 공동작업으로 사회성 회복을 위해 『쪽빛을 찾아서』를 선정하였다.

오늘 선정도서의 유도를 위해 오늘 날씨는 어떤지 우리 창밖을 한번 볼까요, 하늘은 무슨 색인가요 발문하였다.

대부분 머뭇거리다가 하늘색, 물색, 쪽색이라고 했다. 물장이가 하늘을 닮은 쪽빛을 내기 위해 고민하는 장면의 그림책에 노인들은 심취했다. 그림책의 쪽은 사진으로 영상에 띄워 천연염료로 많이 사용하고 있고 해독 작용, 피부병 치료에 좋다는 설명에는 여자노인들은 관심을 보였다. 물장이 아내가 광주리에 참을 담아 오는 그림에서 남자 노인들은 막걸리를 먹고 싶다고 하였고, A여노인은 젊을 때 애는 들쳐 업고 들로 많이 이고 날랐다고 하였다. B여노인은 광주리에는 국수, 고추, 된장, 보리밥을 담아

가면 논에서 일하던 일꾼들이 나와서 맛있게 먹었다고 했다.

쪽물들인 옷감을 마당에 길게 늘어놓은 그림을 보고 D노인은 이불빨래를 하얗게 해서 널어두었는데 아이들이 이불 사이로 왔다 갔다 하면서 장난치다가 이불에 손때가 새까맣게 묻어 다시 빨기도 했는데 그 아들이 지금은 어른이 되서 외국에 나가있는데 보고 싶다고 눈시울을 붉히기도 했다. 또 E노인은 "나무지겟대가 있어야 되는데… 빨래가 길어서 바닥에 다 끄질긴데." 하면서 걱정했다. 한편 일본에서 어린 시절을 보낸 F노인은 일본에서는 옷감물을 들이고 말릴 때는 빨랫줄을 사용하지 않고 판대기에다 천을 한 장씩 늘었는데 떼면 잘 떨어졌다고 했다.

또 물장이가 쪽빛 옷을 자랑하러 나갔다가 비를 맞자 연잎을 쓰는 장면에서는 예전에는 우산 대신 짚으로 만든 도리(도롱이)를 쓰고 다녔다고 했다. 옷감이 완성되고 물장이 아내가 노모의 저고리를 예쁘게 지어주는 것을 보고 B노인은 나도 시부모님들께 옷을 많이 지어 드렸다고 했고 D노인은 내가 어릴 때 어머니가 내게 저고리를 많이 지어 주었는데 하면서 돌아가신 친정어머니가 생각난다며 또 눈물을 흘렸다. 또 다른 우리 전통 빛깔인 잇꽃, 치자, 소목, 황토, 감에 대한 이야기를 펼치니 노인들은 젊은 날 그들의 일상생활이었던 옷감 물들이는 것에 대한 많은 이야기를 쏟았다.

추후 활동으로 손수건 천에 치자와, 황토 물들이기를 하였다.

<표 21> 21회기 북테라피 수업안

도서명	쪽빛을 찾아서	날짜	00년 00월 00일(21회기)		
저자	권종택	대상	노인	진행자	○○○
북테라피 주제	회상기억, 인지력, 판단력, 자아존중감, 사회성				
학습 목표	⊘ 갖가지 풀, 나무, 꽃, 열매 등에서 얻을 수 있는 천연 염색 재료의 종류를 알아본다. ⊘ 물감들이기와 관련된 과거의 추억을 이야기해 봄으로써 안정감을 찾을 수 있다.				
활동내용(실제 발문 포함)					
도입	⊘ 오늘은 몇 년, 몇 월 며칠, 여기는 어디인지 물어본다.(지남력) ⊘ 오늘 날씨와 어르신의 기분은 어떤 색깔과 같은지 물어본다. (천연 염색 할 색상 중)				
활동	⊘ 창밖으로 보이는 하늘색은 무슨 색일까요?(쪽빛, 물빛) ⊘ 『쪽빛을 찾아서』 전면 표지를 보며 동화구연 한다. ⊘ 물장이 아내가 광주리에 담고 가는 것은 무엇이며 경험한 적이 있나요? ⊘ 절구에 쪽을 찧고 있는데 절구에 또 무엇을 해보셨나요? ⊘ 물장이는 연잎을 쓰고 달리는 데 옛날에는 비가 오면 무엇을 쓰고 다녔나요? ⊘ 어릴 적 어머니가 지어주신 옷을 입었는지 직접 만들어 보신적 있나요? ⊘ 앞으로 입으시고 싶은 옷은 어떤 옷인지? 색깔은? 입고 가고 싶은 곳은 어디인가요?				
추후 활동	⊘ 천연 염색 재료 - 치자, 황토, 소개하고 건강과의 관련성 알리기 ⊘ 하얀 면 손수건에 치자, 황토물을 들이며 회상기억, 색상 이야기 나누기 ⊘ 자연 염색 물들인 손수건 안고 오늘밤 행복한 꿈꾸길 바라며 마무리하기				

불면증, 황달, 이뇨작용, 치질, 지혈제로 쓰인다는 치자와 유해냄새 제거, 노화방지, 혈액순환, 신경통에 좋다는 황토의 건강적인 측면을 설명했다.

준비해 간 치자는 백반을 넣고 따뜻한 물에 으깨놓고 큰 그릇에 황토를 풀고 물수건, 종이컵 등을 준비하였다. 보조진행자와 노인 3~4명 요양보호사 사회복지사가 한 팀이 되어 노인이 물들이는 작업을 도왔다. 90세 G노인은 조금 전부터 "나는 아무것도 못 한다."를 계속 말했지만 손수건 물들이기까지 혼자서 했다. 다 된 손수건을 개인 종이컵에 담았다가 시간이 흐른 후 탁탁 털어 말리면서 보조진행자와 노인이 둘이서 양끝을 서로 잡아당기기 하면서 옛날 풀 먹인 빨래를 말릴 때 시어머니와 며느리가 대각선으로 서로 잡아당기면서 말렸다고 하면서 그 시절을 떠올리며 즐거워했고 이때 프로이드의 정신분석적 치료인 통찰과 전이가 일어나 치료의 효과적인 면을 기대할 수 있었다.

그리고 2차 마무리 추후 활동에는 치매노인들의 장기기억력 향상을 위한 노래 지정곡 '소양강 처녀'를 불렀다. 마이크는 휠체어를 탄 C노인과 K노인이 쥐고 노랠 부르고 주진행자 보조진행자 모두 일어나서 노인들 손을 잡고 춤을 추며 노래를 불렀다.

마지막으로 오늘 직접 만든 건강지킴이 손수건을 머리에 이고 가슴에 붙이면 자면 좋은 꿈을 꾸고 아프지 않고 즐거운 날이 될

거라며 긍정적이고 희망적인 메시지를 전했다.

　대부분의 노인들은 옷감을 물들인 경험에 대한 회상기억을 되살렸으며 그 기억력을 재인하기 위한 방법으로 추후 활동에 물감 들이는 작업을 다시 한 번 실행함으로써 인지력, 이해판단력이 생기고 스스로 만든 작품을 보고 만족해하는 등의 자아존중감이 생기며 물감들이기 등에서 서로 도와가면서 대인관계도 좋아지는 등 독서치유의 효과성을 볼 수 있었다. 21회기 수업안은 〈표 21〉과 같다.

✅ 22회기 프로그램

　22회기는 노인의 아름다운 과거 회상기억을 통해 인지력, 지남력을 높임으로써 우울증은 감소하고 대인관계는 향상시키기 위해 『시집가던 날』을 도서로 선택했다. 주진행자는 수업의 효과의 극대화를 위해 한복을 입고 진행했다.

　책에 있는 사주단자를 직접 가져온 주진행자는 펼쳐서 어른들께 실물을 보여드리면서 수업을 진행하니 C노인이 저 귀한 걸 들고 나왔다고 꾸중을 하신다.

　계속 책을 읽어가며 함 오는 날 풍경, 혼례음식, 기러기 등에 대하여 노인들의 시절과 같은 것과 현재 달라진 것을 발문했다. 남노인은 옛날에는 함 갈 때는 동네 입구부터 시끄러웠다고 했다. 온 동네 사람들이 다 나와서 구경했다고 했다.

결혼식 날 제일 슬퍼한 사람이 누구였냐는 발문에 A노인이 눈물을 보였고 손을 잡아 드리니 친정엄마가 생각난다고 했다. 어려서부터 부잣집 딸로 자랐는데 시집가는 날 친정엄마가 치마저고리를 밤새 장만하여 줬는데 지금은 돌아가시고 안 계신 그 엄마가 생각난다고 눈물을 계속 흘리신다.

M노인은 한참 있더니 책에 나오는 남동생이 자기랑 꼭 같다고 하면서 누나 시집가는 날 보내기 싫어 엄마께 짜증을 냈다고 했다. 추후 활동으로 준비해 간 아크릴판에 버선 꾸미기를 해서 붙이고 얼굴에는 연지 곤지를 붙이고 준비해 간 족두리를 여자노인들께 씌어주었다. 또 준비해 간 밤, 대추를 노인들에게 던져 보라고 하고 독서치유사들이 절수건을 펴서 받기도 했다. 노인들은 실제 결혼식 현장에 있는 듯 아주 즐거워하며 참여하였다. 그리고 또 다른 추후 활동으로 노인들에게 준비해 간 거울모양의 종이에 첫날밤에 만난 신부나 신랑의 첫 얼굴을 그려보게 했다. 대부분 아주 멋있고 예쁘게 그리려고 하셨고 그림이 잘되지 않는 분은 '아름다운 우리 신부, 잘생긴 우리 신랑' 등의 글을 적었다. 그리고 책을 다시 펴서 주인공 신부 얼굴과 비교해 보았다.

책을 읽는 동안 노인들의 반응이 좋았고 대부분 적극적으로 참여하였다. 이러한 현상으로 마음을 정화시키고 정서적으로 안정을 유도한다. 특히 독서치유사가 한복을 입고 『시집가는 날』을 수

<표 22> 22회기 북테라피 수업안

도서명	우리 누나 시집가던 날	날짜	00년 00월 00일(22회기)	
저자	김해원	대상	노인	진행자 ○○○
북테라피 주제	회상기억, 우울, 인지력, 언어 기능, 지남력			
학습 목표	⊘ 생애 가장 아름다웠던 시절 중 하나인 혼례 때 기억과 행복하고 즐거웠던 상황들을 떠올리며 긍정적인 감정을 느끼도록 한다. ⊘ 옛 혼례와 관련된 여러 가지 형식과 물건들을 살펴보며, 어르신 개인의 과거와 연상시켜 각자의 경험을 다양하게 이야기해 본다.			
활동내용(실제 발문 포함)				
도입	⊘ 각자의 혼례식 날 풍경과 장소, 함께한 사람들과 그날의 기분을 물어본다.			
활동	⊘ 이르신은 몇 살 때 결혼하셨나요? ⊘ 결혼하는 날 슬퍼한 사람이 있었나요? 　(갑순이 시집갈 때 갑돌이처럼) ⊘ 함에는 무엇이 들어가나요? ⊘ 혼례음식은 어떤 것들이 있나요? ⊘ 신랑 신부 혼례복으로는 무엇을 입나요? ⊘ 어르신들의 혼례 때 모습은 어떠했나요?			
추후 활동	⊘ 색지로 한복 바지, 저고리 종이접기, 연지 곤지 붙이기 ⊘ 거울에 비친 결혼 첫날 내 신랑 내 신부 얼굴 그려보기			

업을 진행하면서 독서치유사의 정신분석적 치료인 전이현상이 나타났는데 이는 치매노인은 한복 입은 독서요법사를 보면서 결혼식 하던 날의 부인이나 노인 자신의 모습을 떠올리고 독서요법사 역시 자신의 결혼식 폐백식장의 시부모님 모습을 떠올린다.

이때 치매노인의 무의식과 독서요법사의 무의식이 전이와 역전이 관계로 교류되면서 서로가 치료가 된다. 22회기의 수업안은 〈표 22〉와 같다.

✅ 23회기 프로그램

23회기는 날씨에 대해 이야기와 손동작으로 몸 풀기 운동을 하면서 긴장을 풀게 했다. 치료의 주제로 이해판단력과 기억력, 이웃들과 나누는 따뜻한 마음, 행복해지는 마음을 알아본다. 먼저 책 표지를 보면서, 할머니의 표정과 동물들을 보면서 『손 큰 할머니의 만두 만들기』 이야기를 시작하였다.

A노인은 책을 보면서 웃으면서 "만두가 너무 크면 맛이 없지 참하게 만들어야지." 하며 옛날에 시부모님이 만두를 좋아해서 설날 뿐 아니라 수시로 만두를 만들었다고 했다.

B노인은 책에 대해 별 반응이 없고 많이 불편해 했다. F노인은 음성이 투박하고 큰 소리로 이야기했다. "옛날이야 무엇인들 맛이 없겠느냐, 뭐든 다 맛있다 했지." 했다.

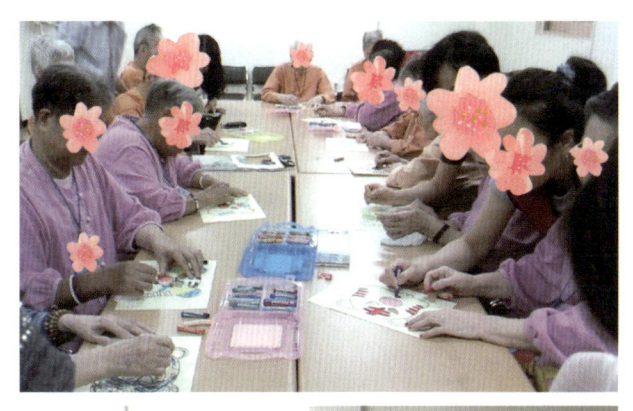
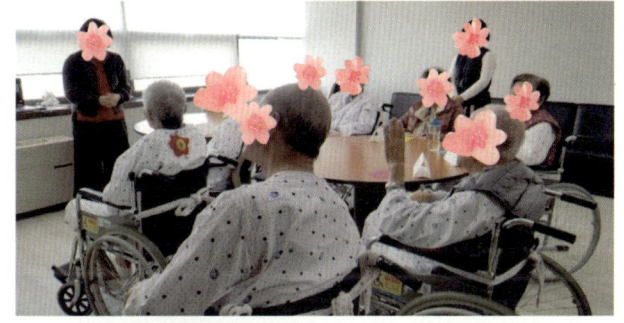
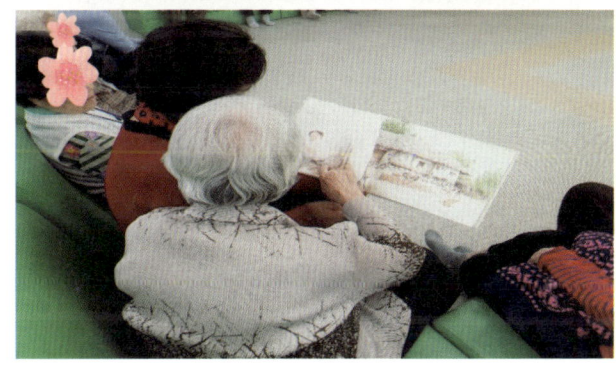

G노인은 강화도 사람이 만두를 잘 빚는다며, "강화도 만두는 북한식과 똑같다."며 책 속 손 큰 할머니처럼 "만두 속에다 많이 넣어서 만두도 크고 맛있다."라며 예전에 만들어본 만두 이야기를 많이 해 주었다. H노인은 안 보고 안 듣는 듯하며 짜증스러워하고 귀찮아하는 반응을 보였지만 가끔씩 실눈을 뜨고 책을 힐금 보기도 했다. 그러다가 추후 활동 만들기 때는 책상으로 슬며시 다가와서 반죽할 밀가루를 주물럭거리며 참여했다. 이런 경우는 자신의 존재를 인정받고 싶어 하는 경우여서 더 관심을 가져주고 참여하게끔 유도하였다. I노인은 힘들어 눈감고 있지만 "안 잤다. 내가 얼마나 만두를 예쁘게 잘 만들었는데 내가 만들면 다들 맛있다고 했어." 하고 침을 삼켰다. 눈썹이 하얗게 되는 이유를 발문하자 "와 그렇기는 섣달 그믐날 안 자야 되는데 자서 그렇지." 하기도 하고 "그건 다 설날 할 일이 너무 많으니 잠도 자지 말고 일하라고 꾸며낸 말이다."라고 하고 C노인은 "눈썹만 하얗겠나 머리도 하얗지 우리 늙은이들 모습이지 이제 다 살았다. 어서 죽어야지." 하면서도 추후 활동에는 열심히 참여했다.

K노인은 "만두 만두 맛있다."면서 정말로 손으로 먹는 흉내를 내었다. 그러자 I노인은 웃으며, 열심히 만들더니 K노인에게 1개를 주었다. 색종이 오리기는 대부분 혼자서 잘 했지만 손에 힘없어 하면 보조진행자가 도와주었고 노인들은 고리 엮는 작업을 꼼꼼히 하려고 했다. 23회기 수업안은 〈표 23〉과 같다.

⟨표 23⟩ 23회기 북테라피 수업안

도서명	손 큰 할머니의 만두 만들기	날짜	00년 00월 00일(23회기)		
저자	채인선	대상	노인	진행자	○○○
북테라피 주제	이해판단력, 기억력, 대인관계				
학습 목표	⊙ 만두를 만드는 방법과 들어가는 재료에 대해서 기억한다. ⊙ 만두를 언제 만들어 먹었는지 이야기해 본다.				
활동내용(실제 발문 포함)					
도입	⊙ 안부 인사를 나눈다. ⊙ 간단한 손동작으로 몸 풀기 운동을 한다. ⊙ 책 표지를 보면서 이야기를 나눈다.				
활동	⊙ 손이 크다는 이야기를 들어본 적 있나요? ⊙ 언제 만두를 만들어 먹었나요? ⊙ 만두소에는 뭘 넣을까요? ⊙ 내가 만두를 만들면 가장 넣고 싶은 속은 무엇인가요? ⊙ 만두의 종류를 알아본다. ⊙ 섣달 그믐날 잠자지 않은 이유를 이야기해 본다. ⊙ 눈썹이 하얗게 된 이유는 무엇일까요?				
추후 활동	⊙ 밀가루 반죽하여 만두 만들기 ⊙ 색종이로 오려서 목걸이 만들기				

종결기 ___ 24~25회기

✅ 24회기 프로그램

　24회기는 오늘이 며칠인지 무슨 요일인지 날씨로 기억력과 인지력 향상에 대한 지속적으로 하였다. 그리고 박수와 웃음을 이용한 온몸 스트레칭과 월, 화, 수, 목, 금, 토, 일을 7행시로 하면서 책 읽는 분위기로 유도했다. 치료의 주제로 세월을 뛰어 넘는 어머니의 사랑을 통해 긍정적인 사고와 어머니에게 받은 사랑과 자식에게 베푼 사랑을 토해 가족 사랑을 실현할 수 있다.

　옛날에 자녀들에게 불러준 자장가는 어떠했나요? 라고 질문을 하여, 옛날 일을 떠올리게 유도하였다. B노인은 옛 기억을 떠올리면서 첫째 딸 이야기를 하며 자랑을 했다. 키울 때도 말썽 한 번 안 피우고 착하게 자라 효녀라고 했다. 자기한테 살갑게 해주는 딸이 고맙다고 했다. 동생들 키울 때도 첫째 딸이 엄마 힘들다고 시키지 않아도 잘 돌봐 주었다고 한다. 정말 큰딸한테는 싫은 소리 한번 안 한거 같다고 했다.

　J노인은 매번 수업이 끝나기 전에 가려고 하나, 오늘은 노래를 아주 잘 부르고 수업에 잘 따라 했다. B노인은 "옛날에는 애들이 장난이 심했어. 얼마나 설치는지 일 갔다 오면 애들한테 소리 많이 질렀어." 하며 웃었다. A노인과 다른 노인들도 옆에서 맞장구

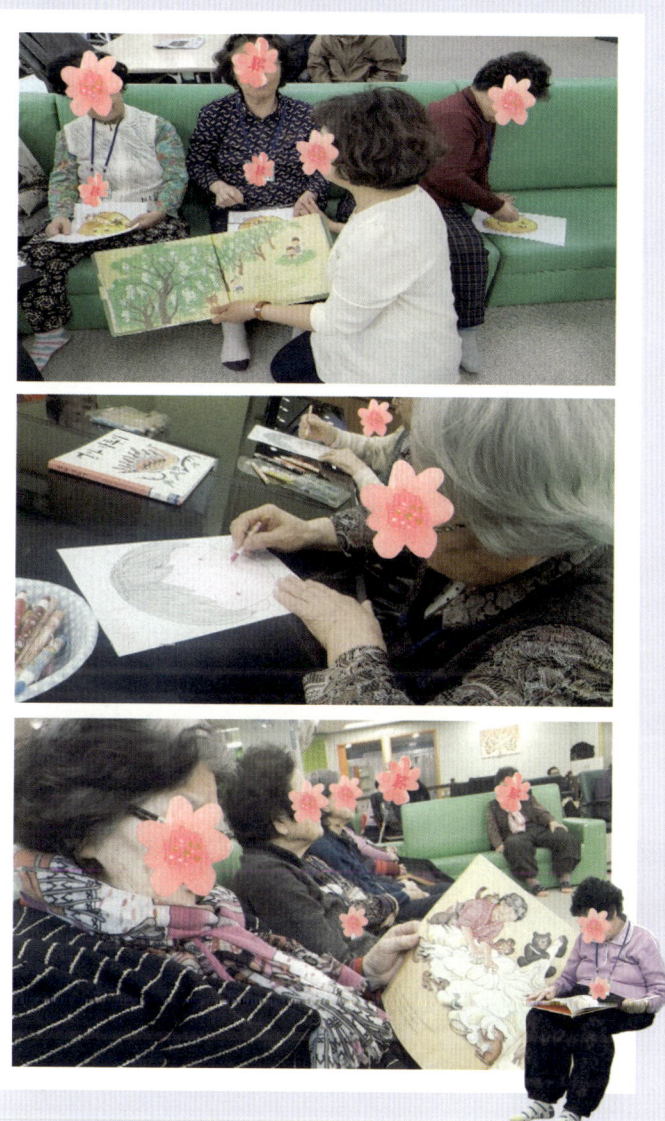

를 쳤다. 고개를 끄덕이기도 하며 옛날 일을 생각하는 듯이 보였다. 노인의 부모님에 대한 기억을 이야기하였다. 대부분 이 장면에서 노인들은 눈시울을 붉혔다. 주진행자 역시 그림책을 다 읽지 못하고 고개를 돌려 눈물을 훔쳤다. 보조진행자와 멀찌감치 있던 노인들도 눈시울을 붉혔다. "부모님에 대해서 기억하시는 거 있으세요."라고 질문을 했다. 대부분 말을 못하였다. B노인은 오래 전 돌아가신 부모에 대한 생각으로 눈물을 보였다. "그때는 워낙 살기 바쁘고 어려워서 뭘 돌아볼 여유가 없었어." 했고, A노인도 한숨을 지며 "그래 맞아. 그때는 다들 먹고 살기 바빴지. 식구는 많고 어떻게 살았나 싶다." 하며 옛 생각을 하는 것 같았다.

H노인은 책에 관심을 보이며 부모님이 자기가 맏이라고 기대가 컸는데 내가 많이 모자랐다고 했다. 그리고 마칠 때 책 표지에 뽀뽀를 했다. 책의 내용과 그림이 예뻐서 그렇다고 했다. L노인도 부모님이 생각나는지 눈물을 흘렸다. 자기를 무척 사랑하였다고 하였다. 부모님 속만 상하게 해드리고 잘해주지 못해 안타깝다고 하였다. M노인은 "괜찮아 다 지난 일이야." 하며 등을 어루만져 주고 위로의 말을 하며 손을 잡아 주었다. 추후 활동으로 『언제까지나 너를 사랑해』에 나오는 아이의 인형을 가지고 가서 부모님이 자신에게 하였듯이 자장가를 불러보라며 인형을 안겨주니 4번이나 부르면서 눈물을 흘렸다. 24회기 수업안은 〈표 24〉와 같다.

<표 24> 24회기 북테라피 수업안

도서명	언제까지나 너를 사랑해	날짜	00년 00월 00일(24회기)		
저자	로버트 먼치	대상	노인	진행자	○○○
북테라피 주제	자아존중감, 우울, 대인관계				
학습 목표	⊘ 부모님께 받은 사랑과 노인이 자식에게 베푼 사랑을 비교해 보며 부모님의 사랑을 되새겨본다.				
활동내용(실제 발문 포함)					
도입	⊘ 월, 화, 수, 목, 금, 토, 일을 7행시로 한다. ⊘ 자녀를 키울 때 불렀던 '자장가'를 불러본다.				
활동	⊘ '엄마' 하면 생각나는 것은 무엇인가요? : 이름, 생김새, 자주했던 말, 음식… ⊘ 자식들이 잘못을 하거나 말을 듣지 않아 속상했던 각자의 경험을 나눈다. ⊘ 책에 나오는 '미치겠다', '팔아버리고 싶다', '너도 자식 낳아봐라' 등을 사용한 적 있나요? ⊘ 멀리 있는 자식이 찾아와 자장가를 불러주었을 때 늙은 어머니의 심정은 어땠을까요? ⊘ 지금까지 자식들에게 사용했던 말 중에서 가장 후회되는 말은 무엇인가요? ⊘ 서로 함께 나눔으로 아픔을 털어내는 기회를 갖도록 한다.				
추후 활동	⊘ 인형(자식, 부모)에게 나의 감정 말하기 ⊘ 거울 속 ○○○에게 못다한 한마디… 이야기해 보기				

✅ 25회기 프로그램

25회기는 어르신 이름을 돌아가면서 말하게 하고 연지 곤지 짝 짝~~~ 동작으로 노래를 부르며 간단한 몸 풀기를 하였다. 어르신들의 추억 속의 옛 시장을 다시 떠올려 회상하며 자기의 삶을 되돌아보는 시간을 가졌다. 자기 인생은 소중하며 하루하루 생활에 긍정적인 마음을 가지도록 하기 위해서 『시장 나들이』로 하였다.

A노인은 "엄마, 아버지가 장에 가면 나는 어려서 못 따라가고 집에 종일 있었지. 엿을 사왔는데 그게 제일 맛있었어. 시장이 멀어서 못 따라 갔지. 새벽에 장에 나가서 밤중에 돌아왔어."라고 했다. B노인도 "그때는 다들 걸어 다니거나 소달구지를 타고 갔지. 장에 가야 고기나 생선 구경하지 평소에는 먹어 보지 못하지."라고 했다.

C노인은 장에 다니며 장사를 했는데 이 장, 저 장에 다닌다고 머리며 어깨며 안 아픈데가 없다고 했다. "생선을 짊어지고 팔면 돈 대신 쌀이나 곡식으로 주니 무거웠지. 그래도 장사해서 돈 벌고 할 때가 그때가 좋았지."라고 했다. B노인은 장에 가면 항상 신발가게 앞에 먼저 갔다고 했다. 예쁜 신발을 사고 싶었는데 형제, 자매가 11명이어서 8번째인 D노인은 항상 언니들이 신던 신발을 신었다고 했다. 설이 되어 언니들은 새 신발을 사주는데 그때도 언니 신던 신발을 물려 받았다고 했다.

E노인은 갑자기 생각나는 것이 많은지 이야기를 쏟아놓았다. 초기에는 별 말도 없이 맹목적으로 따라했으나 종결로 가면서 발표하는 것도 좋아했다. "7일이 장인데 마른고추를 팔려고 리어카에 고추를 가득 싣고 갔지. 힘들지만 고추 팔러 가면 얼마 받을까 싶어 좋았지. 고추 파는데 흥정하다가 아들이 없어져서 얼마나 놀랐는지. 정신이 하나도 없었지. 시골 장이라 아들은 쉽게 찾았지." 했다. 그리고 돌아오는 길에 자장면을 사먹었는데 그 맛이 제일이었고 아들 과자도 사주고 돈도 벌어서 기분이 좋았다고 했다.

G노인은 오늘은 책에 대한 반응도 좋았고 지난 시절의 일이 떠오르는 듯 막힘없이 얘기를 잘했다. 장에서 먹는 소고기국밥이 제일 맛이 좋았다고 지금은 그런 맛있는 국을 찾아보기 어렵다고 했다.

추후 활동으로 대형마트의 광고지를 준비해서 시장에서 사고 싶은 것을 오려서 바구니에 담기를 했다. F노인은 고등어 사진을 잔뜩 오렸다. 어릴 때 생선을 먹고 싶었는데 식구들이 많아 항상 머리 밖에 못 먹어서 생선을 실컷 먹으려고 바닷가로 시집가고 싶은 생각을 하기도 했다고 했다. 또 B노인은 손목시계, 반지 그림을 오려서 바구니에 담았다. 대부분 노인들은 한두 가지 이상의 물건들을 오려서 바구니에 가득 담았다.

노인들은 젊을 시절 장에서 했던 일들에 빠지는 듯 행복해 하면서 추후 활동에 몰입했다. 옛 추억을 살려서 시장에 대한 힘들었지만 즐거운 이야기를 하였다. 무엇보다 책의 내용을 잘 이해하는 것 같았다. 그리고 꾸미기한 시장바구니를 들고 율동을 섞은 "시장에 가면 ○○도 사고." 하는 게임을 하니 모두 신나하였다. 25회기의 수업안은 〈표 25〉와 같다.

<표 25> 25회기 북테라피 수업안

도서명	시장 나들이	날짜	00년 00월 00일(25회기)	
저자	정승모	대상	노인	진행자 ○○○
북테라피 주제	인지력, 우울증, 대인관계, 자아통합, 긍정적인 삶			
학습 목표	⊘ 시장 나들이에 대한 추억을 통해 소중한 사람들과의 행복한 기억을 되살려 보며 옛 장터의 흥겨움도 느껴본다.			
활동내용(실제 발문 포함)				
도입	⊘ 목 근육 풀기 운동으로 긴장을 푼다. ⊘ 건강 박수로 몸 풀기와 더불어 주의를 집중시킨다.			
활동	⊘ 표지그림을 보며 예전에 살던 동네에 어떤 장이 있었는지 이야기하게 한다. ⊘ 똘이처럼 키우던 가축을 팔아 본 기억이 있습니까? ⊘ 장에는 여러 가지 음식이 있는데 제일 맛있었던 음식은 무엇이었나요? ⊘ 어릴 때 어떤 신발을 신으셨어요? 새 신발은 언제 샀나요? ⊘ 시장에서 돌아올 때 기분이 어땠나요?			
추후 활동	⊘ 대형마트 광고지를 이용해 사고 싶은 물건을 시장바구니 채워 보고 선물하고 싶은 것 오려 붙이기 ⊘ 밀양아리랑 노래와 율동으로 마무리하기			

02 경증치매노인을 위한 북테라피 운영결과와 효과

　독서치유 프로그램 실시 후 실험집단의 인지력, 우울, 감정균형, 자아존중감, 대인관계에서 효과를 알아보니 치매노인을 대상으로 독서치유 프로그램이 인지력 향상을 돕는데 매우 좋은 효과를 나타내고 있다. 실험집단에서 검사기간 동안 우울증이 매우 감소되었다. 즉, 독서치유가 치매노인의 우울증에 치료 효과가 있음을 알 수 있다.

　실험집단에서 검사기간 동안 감정균형 점수가 높아졌다는 것은 독서치유 프로그램이 치매노인들의 감정균형을 치료하는데 효과가 있음을 알 수 있다. 자아존중감이 매우 증가되었다는 것은 독서치유 프로그램이 치매노인의 자아존중감을 향상시키는데 효과가 있음을 알 수 있다. 회상요법 등을 통한 좋았을 때 기억은 자존감을 높여주는데 효과가 크다고 볼 수 있다.

　회상요법은 치매노인의 장기기억을 끄집어내어 개인이 갖고 있는 흥미, 관심, 사랑과 관련된 과거 모든 기억들을 통해 자아를 발견하도록 한다. 독서치유는 과거 자신의 긍정적인 자아상을 이끌어내고 현실에서의 자아성취감과 에릭슨의 생의 의미를 재발견하는 자아통합과 만족감을 느낌으로 프로그램 실시 후 인지력, 감정균형, 자아존중감, 대인관계 등은 향상(+)되었고, 우울은 감소(-)하였다.

 이러한 결과는 아무런 처치를 하지 않은 통제집단이 우울증이 증가되었음을 알 수 있다. 과거 관심과 정열을 쏟아 부었던 자녀에 대한 원망은 우울로 변화하고 한탄함으로써 노년기에 상실에 대해 방어 기제를 보인다. 이러한 현상은 치매노인들에게는 우울의 정도를 가중시킨다. 그러므로 독서치유가 치매노인의 우울증에 치유 효과가 있음을 알 수 있다.

 미국 국립정신보건원에서의 잠정적 진단 기준에서와 같이 우울증상과 더불어 정서적 불안정(Irritability)이 동반된다. 이는 자아존중감이 감소되었음을 알 수 있고 통합과 성숙이 이루어지지 않을 때 혐오감이나 절망감에 빠져 후회하는 감정을 타인에게 투사하려는 경향으로 나타난다.

 치매환자의 대부분은 아무런 처치를 가하지 않으면 치매의 특성상 나빠지고 있으나 독서치유 프로그램을 실시하면 인지력이 향상되는 결과를 볼 수 있어 독서치유가 경증치매환자의 병증지연에 효과가 있다.

독서치유 프로그램 실시 후 변화

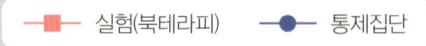

인지력

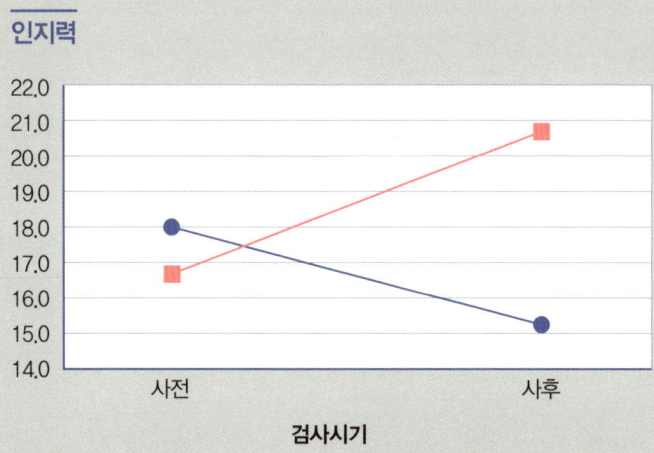

우울증

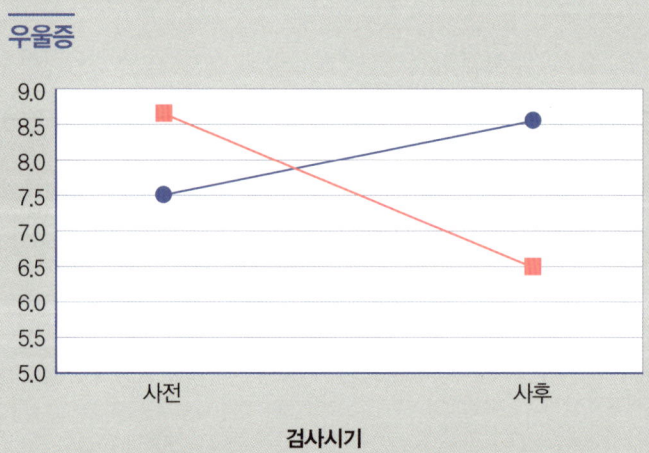

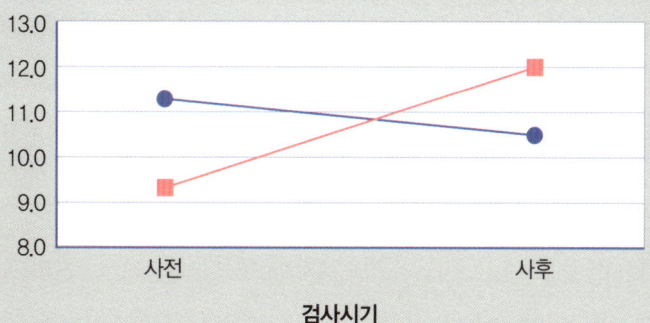

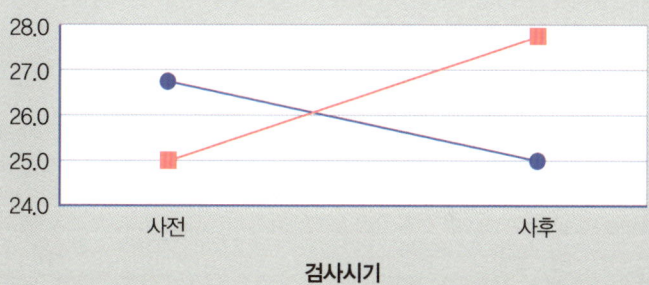

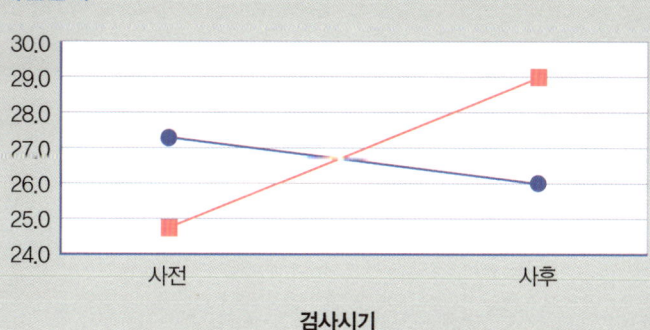

인지력의 하위영역인 지남력, 기억등록 및 회상, 주의계산력, 언어기능, 이해판단에 대한 사전·사후 검사를 비교·분석한 결과는 지남력이 증가되었다는 것은 독서치유 프로그램이 치매노인들의 지남력을 향상시키는데 효과가 있음을 알 수 있다.

치매는 아주 가벼운 기억장애에서부터 매우 심한 행동장애까지 나타나게 된다. 그러나 모든 치매환자들은 기억장애 외에도, 사고력, 추리력 및 언어능력 등의 영역에서 어느 정도의 장애를 같이 보이게 된다. 독서치유 프로그램이 언어 기능 향상에 효과가 극대화됨을 알 수 있다. 이는 독서를 통한 읽기, 쓰기, 말하기 등이 뇌의 변연계를 자극하였기 때문이라 추정된다.

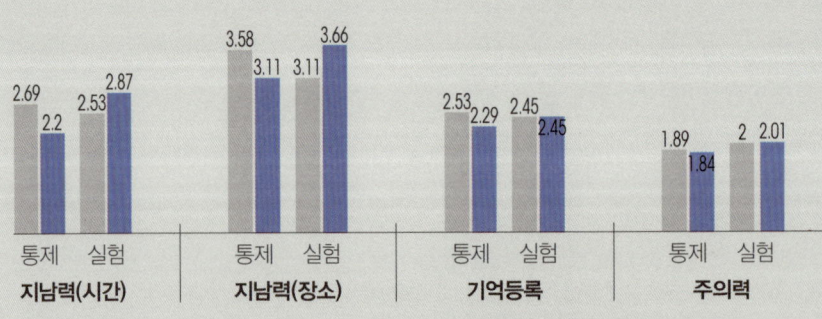

즉, 독서치유 전보다 독서치유 후에 치매노인의 인지력 하위영역인 언어영역도 향상되는 효과를 볼 수 있었다.

무엇보다 치매노인의 특성인 기억력, 인지력, 지남력 부분의 향상과 노인에게서 가장 많이 나타나는 우울증의 경감을 발견할 수 있었다. 특히 초기의 문제행동과 인지 부족력, 집중력 분산, 사회성 부족으로 싸움 등의 공격성을 보이던 노인들이 안정적 집중적인 태도로 변화되어 가는 과정을 발견할 수 있었다. 그림책을 읽으면서 치매노인은 등장인물과 자신의 처지를 동일시하여 웃거나 우는 등의 카타르시스가 일어나기도 했다. 이러한 결과들은 에릭슨의 8번째 단계인 자아통합 대 절망감 및 혐오감 시기

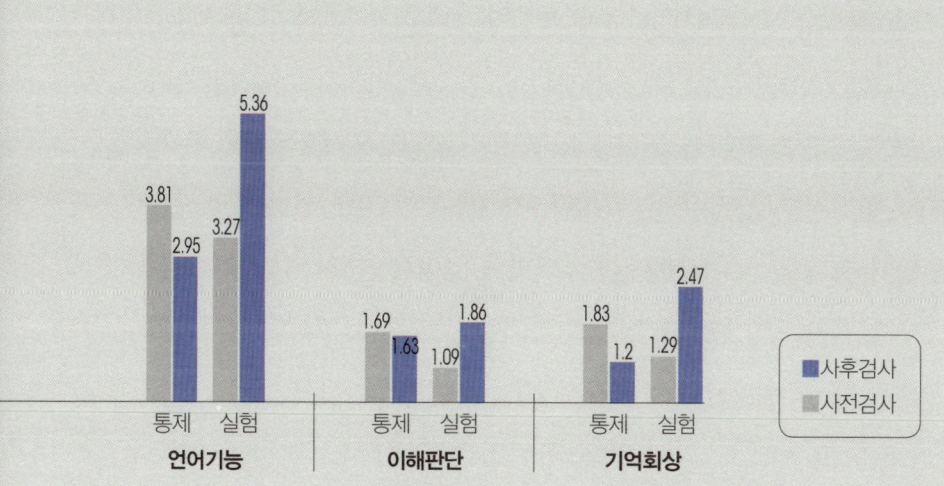

인 노년기에 속한 단계로 인간의 모든 갈등이 조화롭게 통일되며 성숙한 경지에 도달하는 시기이다. 이 시기의 특징은 이제까지의 삶을 만족과 감사로 받아들이며, 자신의 죽음까지도 받아들이고 죽음으로 끝나는 생애주기를 초월하려는 궁극적 관심까지도 갖게 한다. 책을 통한 치유는 치매노인들이 모든 사람들과 정서적으로 하나가 되기도 하며 책을 보면서 책 속 배경과 내용으로 유년기의 순진성을 회복하기도 한다. 이런 자아통합과정은 치매노인에게 마지막 생애에 긍정적인 생의 의미를 부여한다.

　이상의 경증치매노인을 대상으로 통제집단과 실험집단으로 나누어 독서치유 프로그램을 적용하여 인지력 향상, 우울, 자아존중감, 감정균형, 대인관계 등의 개선 효과에 대하여 살펴본다. 결과를 요약하면 다음과 같다.

　첫째, 독서치유 프로그램은 치매노인의 인지력을 향상시키는 데 효과가 있는 것으로 나타났다. 독서치유의 효과를 검증하기 위해 인지력(MMSE-K) 검사의 사전·사후검사에서 실험집단이 통제집단에 비해 독서요법 전 16.54에서 독서요법 후 20.67로 인지 능력이 증가하는 결과를 보였다. 인지력 변화량에 대한 검사 시기별 차이 검정에서 유의미한 차이를 나타내고 있음을 알 수 있었다. 즉, 독서요법 전보다 독서요법 후에 치매노인의 인지도가 향상되는 효과를 볼 수 있었다.

　또한 인지력(MMSE-K)의 하위영역인 지남력, 기억력, 주의계산력, 언어 기능, 이해판단력에 대한 사전·사후검사를 실시하였다. 검사결과 실험집단의 대부분의 지남력의 하위영역 기능이 통제집단에 비해 독서요법 전보다 독서요법 후 증가하는 결과를 보였다. 시간에 대한 지남력은 실험집단은 지남력이 사전검사(M=2.53)보다 사후검사(M=2.87)에서 증가하였고 장소에 대한 지남력은 실험집단은 사전검사(M=3.11)보다 사후검사(M=3.66)로 증가하였다.

언어 기능은 실험집단의 사전검사(M=3.27)보다 사후검사(M=5.36)가 크게 증가하였다. 실험집단에서 언어 기능이 크게 증가되었다는 것은 독서요법 프로그램이 치매노인들의 언어능력 신장에 기여도가 크며 언어수행능력 향상에 효과가 있음을 알 수 있다. 기억회상에 대한 검사에서 실험집단은 사전검사(M=1.29)보다 사후검사(M=2.47)가 증가하였다. 이러한 결과로 볼 때 독서요법은 치매노인의 인지력 하위영역에 영향을 미쳐 치매노인의 기능이 향상 되는 효과를 볼 수 있었다.

둘째, 치매노인의 특성인 우울증 변화를 보기 위해 독서요법 프로그램을 실시하지 않은 통제집단과 독서요법 프로그램을 실시한 실험집단으로 나누어 사전·사후검사를 실시하였다. 실험결과 통제집단은 사전검사(M=7.49)보다 사후검사(M=8.06)에서 우울증이 증가되었으며, 이에 반해 실험집단은 사전검사(M=8.66)보다 사후검사(M=6.51)에서 우울증의 점수가 낮게 나타났다. 즉, 실험집단에서는 우울증이 매우 감소되었다는 것은 독서요법 프로그램이 치매노인들의 우울증을 개선하는데 효과가 있음을 알 수 있다. 즉, 독서요법이 치매노인의 우울증을 치료하는데 매우 큰 효과가 있음을 알 수 있다.

또한 정서감정인 감정균형검사에서 실험집단이 통제집단에 비해 독서요법 전 9.30에서 독서요법 후에는 12.05로 감정균형 능력이 증가하는 결과를 보였다. 즉, 독서요법 전보다 독서요법 후에 치매노인의 감정이 안정되는 효과를 볼 수 있었다.

셋째, 자아존중감 검사를 위해 실험집단과 통제집단을 사전·사후로 구분하여 검사하였다. 실험결과 실험집단은 사전검사(M=24.98)보다 사후검사(M=27.81)에서 자아존중감 척도가 더 높게 나타났다. 즉, 실험집단에서 검사기간 동안 자아존중감이 매우 증가되어 독서요법 프로그램이 치매노인의 자아존중감을 향상시키는데 효과가 있음을 알 수 있다.

넷째, 치매노인의 대인관계의 변화에서 독서요법 프로그램을 실시하지 않은 통제집단은 감소하는 반면 독서요법 프로그램을 실시한 실험집단은 사전검사 24.88에서 독서요법 후 검사에는 29.08로 대인관계가 증가하였다. 이는 다양한 독서활동에 참여하여 원만한 대인관계와 사회적응력이 형성되었다.

다섯째, 6개월간의 관찰일지를 통한 질적 평가에서 치매노인의 특성인 기억력, 인지력, 지남력 향상과 노인에게서 가장 많은 우울증이 감소되었다. 특히 초기의 문제행동과 인지 부족력, 집중력 분산, 사회성 부족으로 싸움 등의 공격성을 보이던 노인들이 안정적이고 집중적인 태도로 변화되어 가는 과정을 발견할 수 있었다.

여섯째, 실험집단과 통제집단간의 독서요법 실시 전·후 각 변인들간의 상관계를 분석한 결과 감정균형, 우울, 자아존중감, 대인관계, 인지력의 변인간에는 대부분 상관관계가 없으나, '낮은 상관관계'를 가졌고 독서치료 프로그램을 실시하여 얻은 통제집단의 6개월 후의 각 변인간 상관관계를 분석한 결과 자아존중감과 대인관계가 '적정량의 상관관계'를 가지고 있었다.

이러한 운영결과에서 북테라피 프로그램은 인지력의 문제로 시작되는 치매노인에게 병증진행을 지연시키고 우울 증세를 완화시키는 정서적 자극중심 치료가 됨을 알 수 있었다. 이러한 연구로 독서치유가 노인의 우울증 감소에 효과적이라는 결과를 도출해내었다. 또한 치매노인은 회상기억을 독서 자료에서 찾음으로써 과거 자신의 모습을 현실에서 발견하여 자아존중감을 찾고 자아만족감을 느낌으로 치매의 병증 지연에 긍정적인 효과를 가져다 줄 수 있다. 그리고 독서자료와 독후활동 중에 상호협력함으로써 대인관계가 호전되는 양상을 보였다. 이러한 현상은 인지력 향상과, 정서장애 극복, 대인관계 회복 등의 연계 현상으로 나타났으며 이는 비약물적 치료 방법이 될 수 있다. 독서요법 프로그램은 경도인지장애의 예방과 치료에 있어서 매우 중요한 역할을 할 것이다.

본 연구에서 실제적으로 운영해본 결과를 바탕으로 향후 연구되거나 논의되어야 할 내용에 대해 다음과 같은 네 가지를 제안하고자 한다.

첫째, 비약물요법으로 인지자극, 인지훈련인 그림책 북테라피를 중증도의 인지기능 치매를 가진 노인대상자에게도 적용해 볼 필요가 있을 것이다. 본 연구에서 실시한 비약물적인 요법인 인지재활 북테라피 독서치유 프로그램이 경도 인지장애 초기 치매노인을 대상으로 하여 지남력, 기억력, 회상력 등 인지력 향상과 우울증 감소로 나타나는 여러 형태의 효과적인 결과를 도출하였기 때문에, 점점 늘어나고 있는 중증도의 치매를 가진 노인대상자에게도 정신적, 신체적 일상생활 문제행동 등 그 상황에 맞는 인지기능 수준별 인지자극훈련 인지재활 그림책 북테라피 프로그램을 적용시켜 그 효과를 심층적으로 연구해 볼 필요가 있다. 그림책 독서치유 프로그램은 그림책 속의 다양한 사물과 이야기를 접함으로써 영역별 인지자극과 재활을 통하여 중증 인지기능장애 대상자의 치매 완화와 지연에 다른 나라에서 실시되고 있는 비약물적 인지재활 프로그램과 같이 효과적인 인지훈련 프로그램이 될 것이다.

둘째, 독서치유 통합 프로그램을 실시해 볼 필요가 있다. 치매노인을 위한 미술치료, 원예치료에서도 그 효과를 입증하였듯이 독서치유 프로그램을 실시하면서 미술, 놀이, 원예치료를 병행하는 통합적인 요법을 실시하면 더욱더 효과적인 독서치유가 될 것이다.

셋째, 치매의 병증 진행 상황과 합병증 즉, 치매이면서 노인성 질환과 신체적 장애를 가진 치매노인의 상황별 맞춤형 독서치유 프로그램 개발과 치매노인에게 적합한 독서 자료의 선정목록 개발이 필요할 것이다.

넷째, 노인요양시설의 확대에 따른 치매노인을 위한 프로그램 운영에 비약물적인 독서치유의 개입이 필요하다. 이에 따라 의료시설인 보건소와 사회복지시설인 노인 요양원, 독서치유의 자료가 많은 도서관과의 협력체제가 필요할 것이다.

북테라피 프로그램 참여자 의견

✅ 노인시설 기관 관계자

　북테라피 수업에 직접 보조자로 참여하였던 요양보호사나 사회복지사, 간호사를 대상으로 효과에 대해 물어보았는데. 개별 기관에서도 책 읽기 등 독서 프로그램을 간헐적, 비정기적으로 진행하여 왔지만, 그림책을 읽고, 다양한 독후활동은 하지 못한 상황이라 북테라피 프로그램에서 유익하고 배울 점이 많다고 얘기하며, 독서활동에 관심을 가지고 지켜보았다.

　프로그램 시행 이후 시설의 분위기가 밝아지고, 노인들 간의 일상적이였던 갈등이나 다툼도 줄어들었다. 초창기에는 관심이 없던 분들도 프로그램 회차가 진행됨에 따라 마음을 열고 수업에 적극적으로 참여하는 모습에 놀라기도 하였다. 처음에는 여성 노인분들이 적극적으로 참여하였고, 남자 노인분들은 소극적으로 참여하였으나 시간이 지남에 따라 남자 노인분들도 프로그램에 참여하는 비율이 늘어났다.

　그림책 중에 '우리 순이 어디가니'나 '할머니 농사일기', '오른발 왼발' 등 회상기억에 관련된 수업에는 참여도나 공감 반응이 매우 높았다. 경증치매노인이기 때문에 북테라피 활동가들을 기억하거나 수업내용을 전부 이해하지는 못하지만, 프로그램 진행 회수가 늘어나면서 노인들은 어느 정도는 인지하고 반기는 분위기였다.

치매노인기관의 특성상 개인적인 변화가 두드러지게 나타나지는 않지만, 다양한 그림책을 접하고, 독후활동을 통하여 책에 대한 흥미도와 집중력이 향상되는 것 같았다. 말씀을 거의 안 하던 분들도 때로는 조금씩 말씀을 하기 시작했고, 흥미로운 질문에 개인의 경험을 구체적으로 말씀하며 즐거워하는 모습을 처음 보았다. 독후활동의 결과물을 가족들에게 자랑하신 분도 계시고, 오랫동안 간직하고 싶어 하였다. 그리고 보호자들도 수업내용과 노인의 반응을 듣고 만족해 하였다. 계속해서 다양한 그림책과 독후활동을 진행해 주었으면 좋겠다.

✅ 독서치유(북테라피) 활동가

경증치매노인과 수업하는 독서치유사들이 초창기에는 그분들의 개인적인 특성을 파악하고 수업을 준비하는 시간이 힘들었지만, 회차가 지남에 따라 팀원들과의 팀워크이 생기고, 기관담당자와 프로그램 참여 노인들과의 관계가 좋아지면서 수업이 잘 진행되었다.

노인분 중 유독 비협조적인 분이 수업 시작 후 한 달쯤 되었을 때 "이제 오지 마소."라고 말씀하여, 무척 실망하고 마음이 힘들었는데 시간이 지남에 따라 조금씩 태도를 바꾸고 열심히 참여하는 모습을 보며 보람을 느꼈다.

매주 O요일 방문하면서 시작 전에 "저희는 매주 O요일 오후 2시에 방문합니다."라고 말씀드리고, 마칠 때 "어르신 저희들은 다음주 O요일에 옵니다. 그때까지 건강하게 잘 계세요."라고 인사드리며 'O요일'을 강조하였다. 그리고 매주 첫인사로 오늘은 무슨 요일인지 여쭤보았다. 초창기에는 대답을 제대로 하는 노인분이 없었는데, 12차시 이후 한 어르신이 "오늘 O요일이제, 내가 기억하고 있다. O요일에 온다고 한 것을." 이라고 대답해 주었을 때는 노인분들이 인지력과 기억력이 향상된 것 같아 힘이 났다.

일방적인 동화구연 방식보다 같이 책을 읽고 여러 명의 독서치유사들이 한 명 한 명의 참여자들에게 책 내용을 물어봐 가며 수업하는 것이 훨씬 효과적인 것 같다. 수업이 진행됨에 따라 참여자분들과의 친밀도가 높아지면서 수업에 집중도와 공감도, 인지력이 조금씩 나아지는 것을 느낄 수 있었다. 또한 프로그램의 도입부분에 진행하는 건강 박수를 처음에는 낯설어 하였지만 회차가 지날수록 율동을 따라하고 노래도 같이 불렀다. 북테라피 활동가들이 수업을 마칠 때면 다음 주에 또 오라며 수업의 지속성을 인지하고 기대하는 모습도 발견할 수 있었다. 그리고 보수교육과 관련하여 프로그램 진행 중에 보수교육을 할 수 있어서 자가점검이 되었고, 궁금한 점을 해결할 수 있어서 좋았다. 다른 기관의 다른 팀들이 어떻게 프로그램을 진행하는지 서로 정보를 공유할 수 있어서 수업을 준비하는데 도움이 되었다.

✅ 프로그램 참가자(경증치매노인)

수업이 끝나고 헤어질 때 아쉽고, 다음에 또 왔으면 좋겠다. 수업 오는 O요일이 기다려진다. 장노인은 재미도 있고 고맙다고 하였고, 김노인은 지금까지는 책을 읽고 싶지 않았는데 재미있어서 스스로 참여하고 있다고 하였다. 노인들의 이야기를 경청해주고 이야기를 들려주는 것이 고맙다고 하였고, 옛이야기를 더 들려주면 좋겠다고 말씀하였다. 북테라피 프로그램 시작할 때 하는 건강 박수와 노래가 즐겁다고 하며, 힘들겠다고 좀 쉬었다 가라거나 밥 먹고 가라는 감사인사도 하였다.

✅ 결론 및 제언

경증치매노인을 위한 독서치유(북테라피) 프로그램인 비약물적 독서치유 프로그램이 경증치매노인의 병증 지연에 효과가 있음을 알 수 있었으며

첫째, 그림책을 활용한 비약물적 독서치유 프로그램인 북테라

피과정에 참가하고 있는 경증치매노인들의 회상기억 및 우울감, 대인관계, 그리고 감정균형 능력이 향상되었다. 매주 정기적으로 참여한 경우 인지력 및 우울감의 개선이 두드러지게 나타났다.

둘째, 독서치유사(북테라피) 양성과정에서 활동가를 일정 기준에 따라 선발하고, 이론과정과 실습과정을 성실히 참여한 사람에게만 자격을 수여함으로 높은 수준의 재능기부자를 양성하고 향후 취업과의 연계 가능성도 제시한다.

셋째, 독서치유사(북테라피) 양성과정(이론)에서 '독서치유의 실제' 및 '동화구연' 수업을 확대하여 이론수업 후 바로 현장적용에 어려움이 없도록 고안하며, 지속적인 보수교육을 통하여 활동가들의 자질을 향상시킨다.

넷째, 독서치유사(북테라피) 활동가들의 신체활동 및 동화구연, 다양한 독후활동을 통하여 빠른 시간 내 어르신들과 친밀감을 형성하고, 옛이야기, 전래동화 등 기억을 회상할 수 있는 주제의 그림책을 우선적으로 활용한다.

다섯째, 아시아의 대표적인 노령국가인 일본과 싱가포르의 경우, 도서관에서는 치매노인을 위한 팜플렛 형태의 '정보'만 제공하고 있었고, 그들을 위한 프로그램은 병원과 주간보호시설, 치매카페 등에서 이루어지고 있었다. 이에 그림책을 활용한 경증치매노인을 위한 북테라피 프로그램의 개발과 더불어 북테라피 프로그램 적용의 필요성을 인식하는 것 같았다.

여섯째, 향후 계속적인 노인 인구의 증가를 대비하여 미래지향적으로 고령자를 위한 장서를 구축하고, 이용자를 보다 세분화하여 치매노인 및 그 보호자를 위한 서비스의 개발이 필요하다. 이에 도서관에서 진행하고 있는 북테라피과정은 '책'을 매개로 하는 능동적이고 적극적인 노인 서비스의 좋은 모델로 다른 기관과의 차별성을 가진다.

일곱째, 북테라피과정을 중장기적으로 계획하고, 예산을 확보하여 지속적이고 체계적으로 운영, 발전시켜 이용자를 세분하여 경증치매노인을 위한 서비스 모델을 구축하여 서비스 영역을 확장하고, 지역사회의 문제해결에 이바지할 수있다.

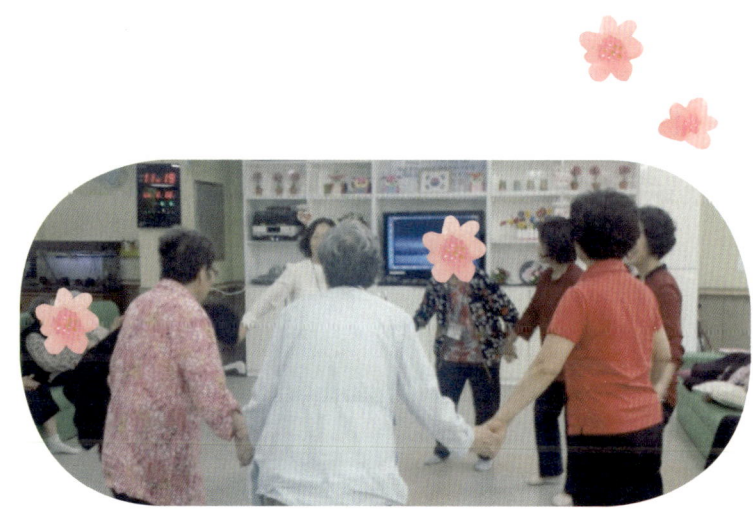

4장

치매노인 치유를 위한 국외 사례

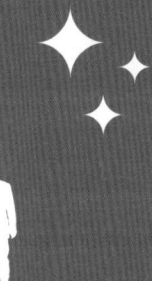

01 일본
02 싱가포르

세계에서 가장 빠른 고령 사회를 경험한 일본[1]의
'꿈의 호수촌'은 우수사례로
전 세계에 여러 차례 소개되었으며,
치매어르신이 음식을 나르는 등의 식당의 사례는
단행본[2]으로도 출판돼 화제가 되었다.
또한 싱가포르는 일본 다음으로 아시아 태평양 지역에서
가장 빠른 속도로 고령화가 진행되고 있는 나라인데[3],
싱가포르의 요양병원 등의
다양한 비약물적 인지치료 프로그램도 정리하였다.

---

1) 박현식 외. (2009). 고령화 사회로의 패러다임의 변화에 따른 한국·일본 고령친화산업의 비교 연구. 아시아연구, 12(2), 73.
2) 오구니 시로. 주문을 틀리는 요리점(원제 : 注文をまちがえる料理店). 웅진지식하우스, 2018.
3) 황인매. (2016). 싱가포르 노인 재가 돌봄 서비스의 동향과 특성. 사회 서비스 연구, 6(1), 54.

01
일본

일찍 고령화 사회에 접어든 일본의 경우, 1970년대에 이미 고령화 사회에 도달하였으며, 1986년 치매노인대책본부와 치매노인대책전문위원회를 설치하고, 1994년 치매에 대한 대응 방안인 '신(新)골드 플랜'이 추진되는 등 본격적인 치매 관리 체계를 구축하기 시작하였다. 이후 2012년 치매와 관련된 국가적 차원의 종합계획인 '치매 대책 추진 5년 계획'이 발표되었으며, 2015년에는 '치매정책을 가속화시키기 위한 종합 전략'이 제안되었다[4].

'오렌지플랜'과 '신(新)오렌지플랜'이라고도 불리는 위의 두 종합계획에서는 지역 내 포괄적인 케어 시스템 구축을 통한 서비스 제공 체계의 마련을 그 주요 내용으로 하고 있다.

대부분 도서관에서는 '치매'라는 용어 대신 '인지증(認知症)'이

---

[4] 김민경. 서경화. (2017). 국내외 치매관리정책에 대한 비교연구. 국가정책연구, 31(1), 6.

라는 용어를 사용하고 있다. 치매노인 관련 서비스 정보제공과 치매 관련 도서 비치와 지역에서 이용할 수 있는 치매 시설 안내와 치매 정보 자료를 게시하고 있다.

✅ 미나미아오야마 어른학교

　도쿄도 미나토구에 위치한 미나미아오야마 어른학교는 주택가 가운데 위치해 접근성이 뛰어난 치매노인 주간보호시설로 '학교'를 컨셉으로 하여 교복, 체육복, 입학식, 졸업식 등 회상기억에 도움을 주는 행사 및 국어, 산수, 사회, 음악, 체육, 보건 등 다양한 교과 수업을 제공하고 있다.

　교과서는 어른학교에서 제작한 교과서로 수업을 하고 있으며 글쓰기, 역사책 읽기 등으로 회상기억을 재연하는 수업을 주로 진행하고 있었고, 잘 훈련된 능숙하고 열정적인 직원들이 인상 깊다.

미나미아오야마 어른학교

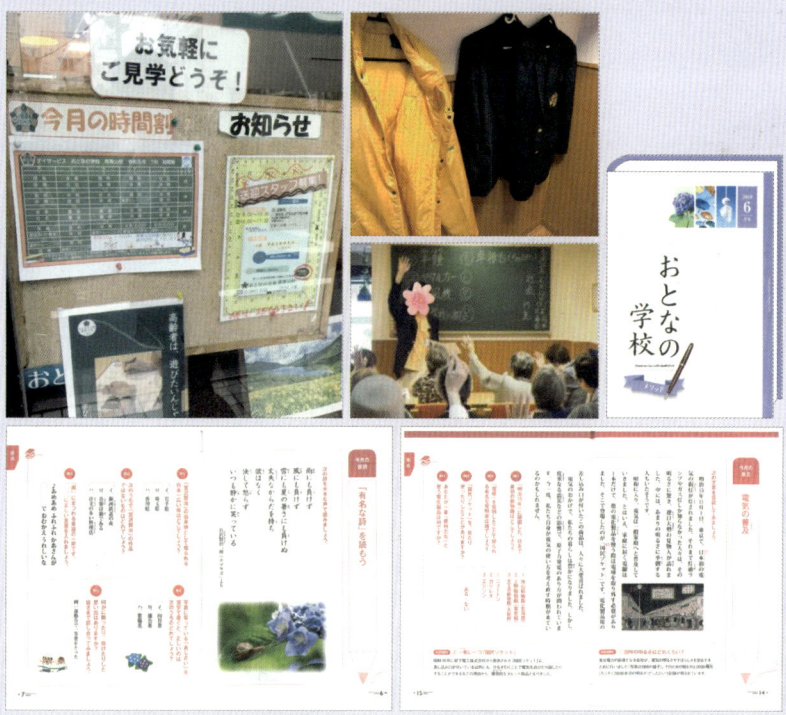

1 수업일정 2 교복 3 수업하는 모습
4 교과서 5 시 테라피 6 문학 테라피

미아마에도서관

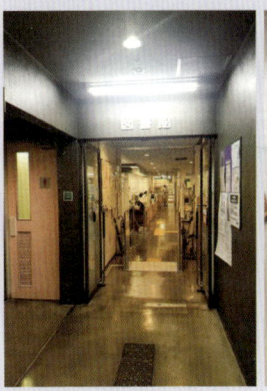
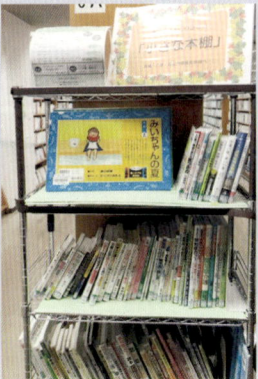
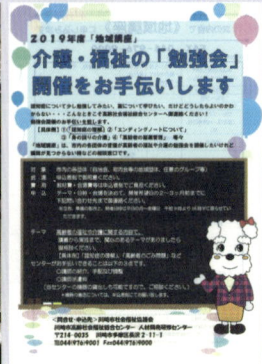
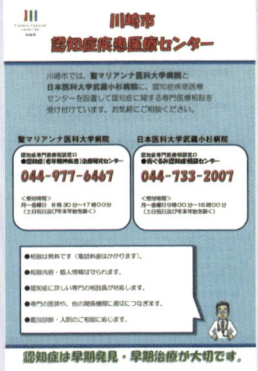
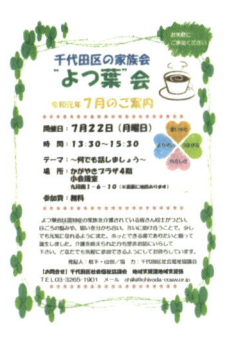
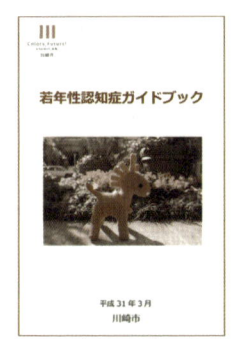

1	2	3
4	5	6

1 미아마에도서관 2 치매 관련 도서 서가
3 치매 관련 복지 서비스 학습모임 안내
4 카와사키 치매센터 안내 5 치매가족 모임 안내
6 카와사키시 치매 가이드북

✓ 미아마에도서관

　미아마에구에 위치한 미아마에도서관은 문화센터 내에 위치하고 있으며, 치매 관련 서비스를 제공하고 있는 도서관으로 지역포괄 시스템을 이루고 있다.

　별도 서가를 마련해 치매 관련 도서를 수집해 치매 관련 정보를 제공하고 있었고, 자료실의 한쪽 벽면을 이용하여 지역 내 치매 관련 기관 정보를 수합하여 전시·제공하고 있다.

　관장을 비롯하여 도서관의 전 직원이 치매정보 제공에 대한 중요성을 인식하고 있었으며, 치매가이드북 제공, 치매 관련 도서 안내, 치매서포터즈, 치매 관련 복지정책 안내, 지역 치매커뮤니티 등의 정보를 이용자들에게 제공하고 있다.

　카와사키시에서 치매가족모임이나 치매센터 안내 등 치매와 관련하여 어느 지역보다 다양한 서비스를 제공하고 있다.

✅ 라이프레시주간보호센터

도쿄 코토구의 라이프레시주간보호센터는 골목 안에 위치해 있으며, 중규모로 운영되고 있다. 12명의 직원이 상주하며 노인 서비스를 제공하고 있으며, 노인들의 대부분이 치매환자이며, 시간대 별로 다양한 프로그램을 운영하고 있다.

그림책에 등장하는 주인공을 이용한 도안으로 유년 시절을 이야기하고 회상기억을 유도하는 프로그램을 진행하며, 아침 8시부터 치매노인 재가 서비스와 치매 관련 소식지와 치매카페 지도도 제공하고 있다. 또한 침대, 휠체어 등 복지용품을 대여하며 매월 둘째 주 목요일 치매카페 프로그램을 실시해 치매가족들의 모임도 지원하고 있다.

라이프레시주간보호센터

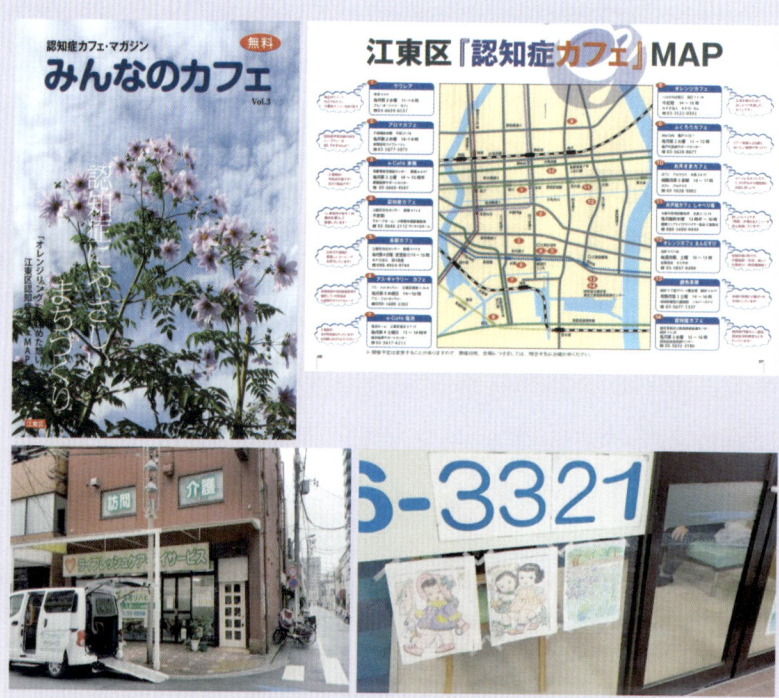

1	2
3	4

1 소식지(모두의 카페)
2 코토구 치매카페 지도(14곳)
3 센터 입구 4 입구 안내

✅ 꿈의 호수촌

야마구치현에 위치한 일본 최대 규모의 경증치매노인을 위한 주간보호센터로 일본 내 6개, 대만에서 1개 기관을 운영 중이다. 25명의 전문직원이 상주하며 하루 90~160명의 치매노인들을 대상으로 다양하고 복합적인 인지증 치료 활동을 제공하고 있다.

90여 가지의 치료 프로그램(독서, 요리, 수영, 공예, 미술, 게임, 노래방, 마사지, 목욕, 세탁 등)을 제공하고 있으며, 오전 9시부터 오후 5시까지 7~10개의 활동을 시설이용자의 희망에 따라 직접 선택하여 참여하고 있다. 비도서자료(DVD 등)를 비치해 언제든지 이용할 수 있게 구성해 놓았으며, 노인 스스로 일정을 선택하도록 하고 있다. 본인의 생활에 최소한의 도움만을 제공해 일상생활 기능을 상실하지 않도록 하는 것이 이곳의 서비스 목표이며, '모든 환자는 자기결정권을 가진다'는 모토를 잘 실현하고 있는 것 같았다.

또한 인지증 노인들의 활동 공간 곳곳에 책을 비치해 회상기억에 도움을 주고 있고, 복도에도 책을 일렬로 비치하여 쉽게 독서할 수 있도록 유도하고 있다.

'꿈의 호수촌'은 일본의 대표적인 우수 노인보호 시설로 잘 알려져 있고, 이를 모델로 하는 시설도 국내에 생겨나고 있다.

꿈의 호수촌 치매노인시설

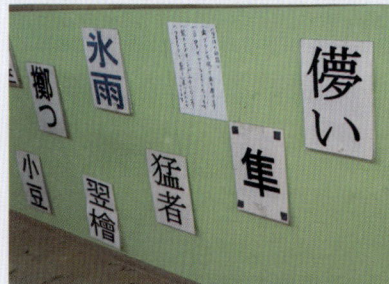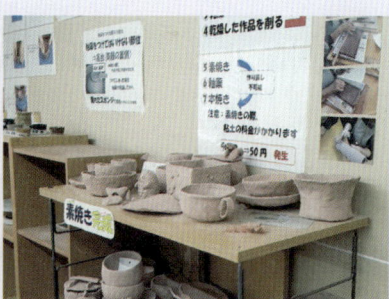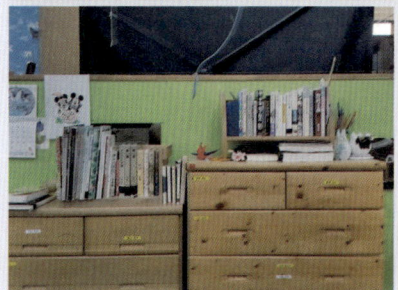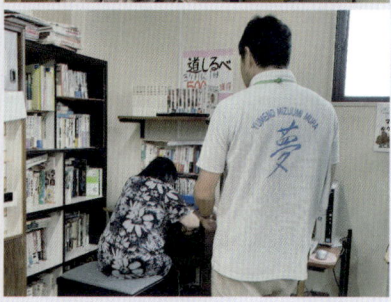

1 단어기억 복도 2 도자기 체험장
3 시설 내 비치도서 4 컴퓨터 연습실

02 싱가포르

싱가포르는 고령화 속도가 매우 빠른 편이며 그에 맞춰 치매관리 시스템을 갖춰나가고 있다. 이렇게 빠른 속도로 고령화 사회로 접어들고 자연스럽게 비약물적인 치유법을 활용하고 치매정보를 제공하고 있었다. 싱가포르에서는 '치매'라는 용어 대신 '실지증(失智症)'과 '알츠하이머(Alzheimer)'로 사용하고 있다.

✓ 알츠하이머협회(Alzheimer's Disease Association)

알츠하이머협회는 1990년에 개관하였으며, 치매환자들에 대한 다양한 프로그램을 진행하고 있다. 간병인 지원센터를 운영해 치매도움 핫라인 운영, 치매 관련 정보 제공, 상담, 치매돌봄교육(영어, 만다린, 말레이어), 가정 방문 등을 실시하고 있으며, 물리치료, 그룹운동, 게임, 회상테라피, 레저 및 취미활동, 야외활동

ADA카페 전경

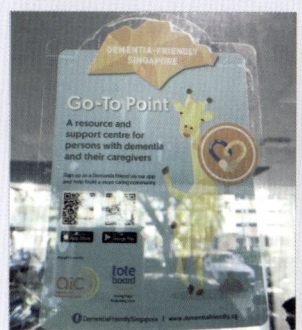
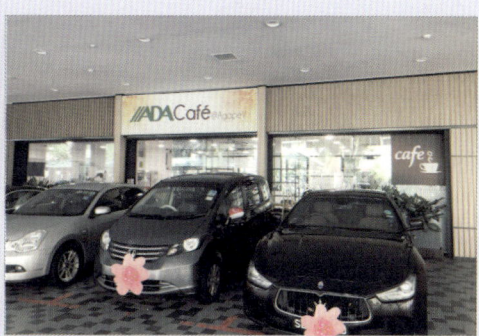
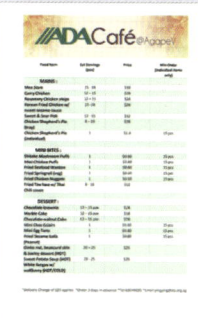
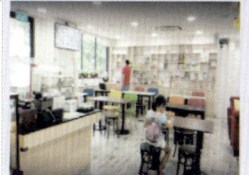

1 치매친화 가게 안내 표시 2 카페 입구
3 카페 식음료 메뉴 4 카페 내부 모습

및 가족참여활동 등 개인별 맞춤 테라피 프로그램을 제공하고 있었다. 센터 10km 반경에 교통 서비스도 제공하고 있으며, 환자 및 가족의 경제 사정에 따라 차등 요금을 적용하고 있는 것이 특징이다.

예술과 치매 프로그램(Arts & Dementia Programme)을 2012년부터 국립예술위원회의 지원을 받아 지역사회기반 예술 프로그램을 운영하고 있으며, 예술활동을 통한 회상기억, 자존감 향상을 제공하고 있다. 이처럼 치매환자를 위한 체계적이고 다양한 활동을 제공하며 치매환자의 사회성 향상을 위한 치매 카페(ADA카페)도 운영을 하고 있으며, 길을 잃기 쉬운 치매환자를 위하여 안전귀가카드를 제작 배포하고 있다.

아가페 빌리지에 위치한 ADA카페는 2016년 10월에 개관하였으며, 10명의 인력이 운영하고 있는데, 그중에 6명이 경증치매노인이다. 서비스 내용으로 식음료 판매, 경증치매노인들이 직접 재료준비, 주문받기, 청소 등을 하고 있으며, 노인 및 치매노인가족, 일반인 모두 이용 가능하였다. 케이크·젤리 만들기, 김치 담그기 행사 등을 치매서포터즈와 함께 실시하고 판매하기도 한다.

ADA카페는 알츠하이머 협회에서 직영하는 싱가포르 최초 유일한 알츠하이머 카페로 지역민들이 치매(알츠하이머)에 대한 이해를 넓히고, 경증치매 환자들의 사회성 및 신체기능성 향상을 목표로 운영되고 있다.

✅ 쿵와이시우 병원(Kwong Wai Shiu Hospital)

세랑군 로드에 위치한 쿵와이시우 병원은 1910년에 개관하였으며 12층, 600병상의 규모로 지어졌다. 운영인력으로는 400여 명의 전문가 직원이 수천 명의 노인을 대상으로 서비스하고 있으며, 침술센터(Traditional Chinese Medicine (TCM Center), 재활치료센터(Rehabilitation Centre), 노인요양센터(Senior Care Centre), 지역사회서비스센터(홈케어 및 간병인 훈련) 등을 유료로 운영하고 있다.

2002년 이후 노인보호서비스센터로 바꾸어 운영하고 있으며, 주변의 초등학교와 연계하여 사회공헌활동(School CSR)도 실시하고 있다.

✅ 세인트존 치매센터

비치 로드에 위치한 St John 본사 옆에 위치한 세인트존 치매센터는 치매노인을 위한 노인요양시설로 그룹운동, 기본 건강체크, 사회연관활동(가라오케, 미술공예, 게임), 정원 가꾸기, 사실인지훈련, 인지자극, 회상테라피, 일상생활 훈련 등을 제공하고 있다. 치매노인을 위한 주간보호시설로 송영 서비스를 실시하고 있으며, 치매의 정도에 따라 직원이 맞춤형 서비스를 제공하고 있다.

쾽와이시우 병원 운영 프로그램 안내

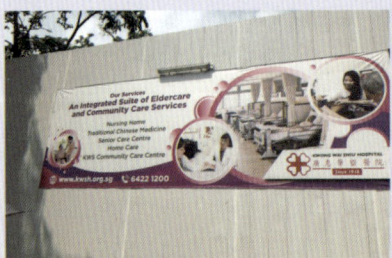
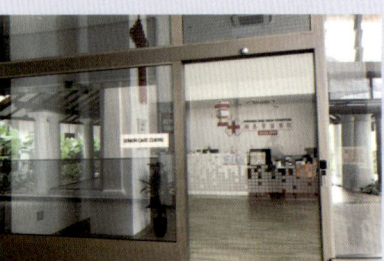
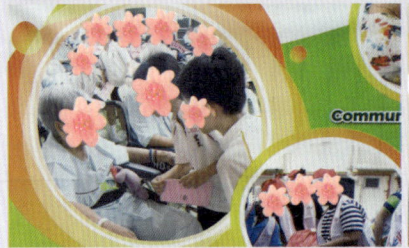
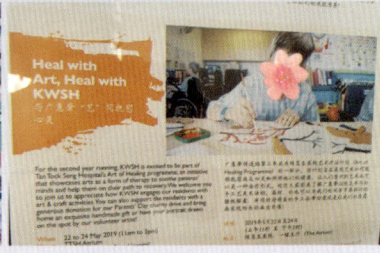

1	2
3	4

1 노인요양센터 입구 안내 현수막 2 노인요양센터 입구
3 초등학교 연계 프로그램 안내 4 예술 프로그램 안내

세인트존 치매센터 치매 프로그램 운영 모습

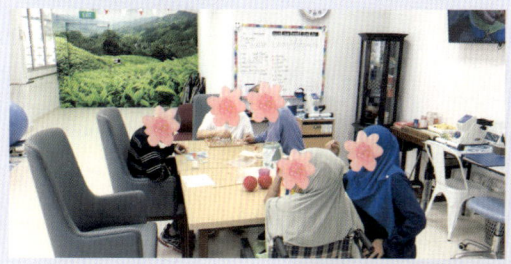

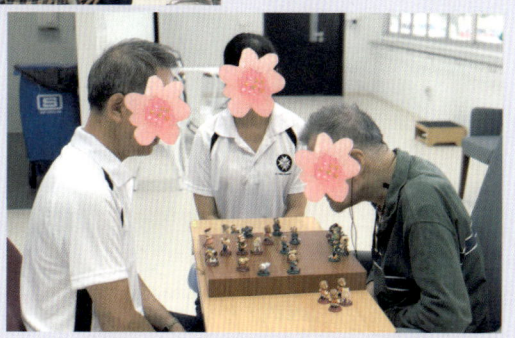

1, 2 치매노인 활동 모습

북테라피 활동가 수업관찰일지

실습 기관명		일시	20 . . .(차시)	대상	
도서명		저자		준비물	
주진행자				참여인원	남 명 여 명 (총 명)
보조 진행자					
수업 참여자		※ 이름 대신 별칭 적어도 됩니다. (차후 수업활동에 참여자들 이름 파악하기 용이함.)
활용자료 및 추후 활동		
	평가
프로그램 진행내용		
참여자 반응		- 참여자들의 긍정적 반응 -	colspan="3"	- 참여자들의 부정적 반응 -

참고문헌

권용철, 박종한. (1989). 노인용 한국판 Mini-Mental State Examination(MM SE-K)의 표준화 연구 제1편 : MMSE-K 개발. 신경정신의학, 28(1), 128-135.
김민경, 서경화. (2017). 국내외 치매관리정책에 대한 비교연구. 국가정책연구, 31(1), 6.
김성윤. (2004). 치매에서의 우울증. 대한치매학회지, 3(1), 18-23.
김정규. (1995). 게슈탈트 심리치료. 서울 : 학지사.
백남종. (2008). 신경조절과 뇌가소성. Brain & NeuroRehabilitation, 1(1), 15.
보건복지부. (2023). 치매정책 사업 안내. 보건복지부 노인건강과
이장호. (2000). 상담심리학. 서울: 박영사.
장성희. (2018). 경증치매노인을 위한 독서치료 자료에 관한 연구. 석사학위논문, 동아대학교.
한국치매협회. (2023). 치매 2023년 5월 13일 인용.
    http://www.siverweb.or.kr
한국노인상담연구소. (2005). 노인심리척도집. 서울 : 한국노인상담연구소.
한국도서관협회. (2005). 독서요법를 위한 상황별 도서목록
    : 청소년·어린이편. 서울 : 한국도서관협회.
현은자, 변윤희, 강은진, 심향분. (2004). 그림책의 그림읽기. 서울 : 마루벌.
황인담(2000). 독서요법이 경증치매노인이 인지력과 우울증 및 사회성에 미치는 효과. 박사학위논문, 계명대학교.
American Psychiatric Association.(1994). Diagnostic and Statistical. Manual of Mental Disorders, 4th ed. (DSM-Ⅳ). Washington, DC, American Psychiatric Association. 133-155.

Casby, J. A., & Holm, M. (1994). The effect of music on repetitive disruptive vocalizations of persons with dementia. American Journal of Occupational Therapy, 48(10), 883-889.

Choi, N. G., & Morrow, H. N. (2007). Low-income older adults acceptance of depression treatments : Examination of within- group differences. Aging and Mental Health, 11(4), 423-433.

Doll, B., & Doll, C. (1997). Bibliotherapy with Young People : Englewood, Colorado : Libraries Unlimited, Inc.

Hinkle, D. E., Wisersma, W., & Jurs, S. G. (2003). The applied statistics for the behavioral sciences. Boston, MA : Houghton Mifflin Company.

Marlowe, M., & Maycock, G. (2000). Phenomenology of bibliotherapy in modifying teacher punitiveness. Journal of Genetic Psychology, 161(3), 325-336.

참고문헌

QR코드를 통해 스마트폰으로
《경증치매노인을 위한 그림책 독서치유 BOOK THERAPY》의
책 소개를 만나볼 수 있습니다.

경증치매 노인을 위한 그림책 독서치유
BOOK THERAPY

초판 1쇄 발행 | 2023년 5월 31일

지은이 황인담

펴낸곳 Multi AD
출판등록일 2010년 1월 20일(제2019-000006호)
주　소 대구광역시 수성구 범안로40, 201호
전　화 053)751-6562
팩　스 053)751-8696
이메일 mtad6562@daum.net

ISBN 979-11-960748-9-0 (93510)

* 책값은 뒤표지에 있습니다.
* 이 책은 저작권법에 따라 보호받는 저작물임으로 무단 전제와 무단 복제를 금지하며
  이 책 내용의 전부 또는 일부를 인용하려면 반드시 저작권자와 멀티애드의 서면 동의를 받아야 합니다.